レッドコード・グループエクササイズ

スリング・エクササイズ・セラピーから
レッドコード・エクササイズへ

宮下 智 編

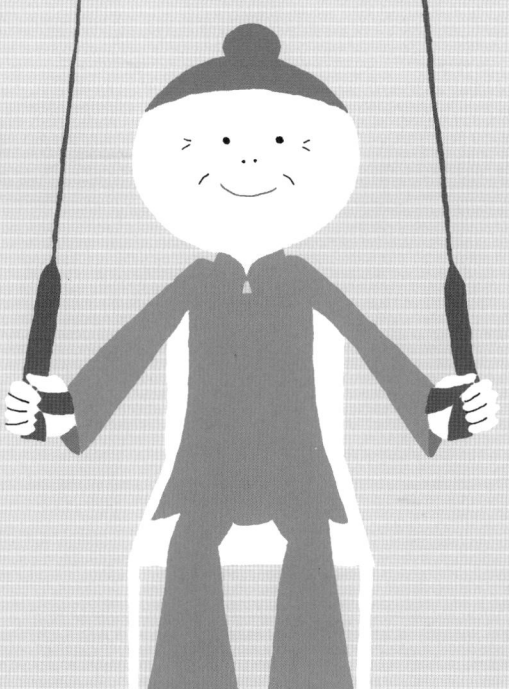

Redcord Group Exercise

三輪書店

■ 執筆者一覧

宮下　智（医学博士・理学療法士）
　日本レッドコード研究会（J. redcord）会長
　Redcord Neurac 1 国際インストラクター
　Redcord Neurac 2 国際インストラクター
　Redcord Active Core 国際インストラクター

沖田幸治（理学療法士）
　日本レッドコード研究会（J. redcord）副会長
　Redcord Neurac 1 国際インストラクター
　Redcord Active Core 国際インストラクター

南本浩之（理学療法士）
　日本レッドコード研究会（J. redcord）事務局長
　Redcord Neurac 1 国際インストラクター
　Redcord Active Core 国際インストラクター

和田良広（理学療法士）
　日本レッドコード研究会（J. redcord）理事
　Redcord Neurac 1 国際インストラクター
　Redcord Active Core 国際インストラクター

大塚智文（理学療法士）
　日本レッドコード研究会（J. redcord）理事
　Redcord Neurac 1 国際インストラクター

宮下智恵美（理学療法士）
　Redcord Neurac 1 国際インストラクター

小杰武陛（理学療法士）
　日本レッドコード研究会（J. redcord）理事
　Redcord Neurac 1 国際インストラクター
　Redcord Active Core 国際インストラクター

小林晴名（理学療法士）
　株式会社山梨福祉総研代表　取締役

【装丁】有限会社臼井デザイン事務所
【本文デザイン】株式会社トライ
【撮影】酒井和彦

巻頭言

「こども叱るな，来た道じゃ．年寄り笑うな，行く道じゃ」 良寛

　人は皆，歳を重ねるにつれて身体機能が衰え，やがて死を迎えます．これには例外がありません．現在，予想されているデータでは，2030年には国民の5人に1人が75歳以上の高齢者となる「超」高齢社会が到来するとのことです．昨今，この現象（高齢化）が，大きな社会問題として取り上げられていますが，では，いったいなぜ，高齢者が増えることが社会的に大きな問題となるのでしょうか．

　この問いに対する行政側の本音は，「老人が増えると税金の支出が増えるから困る」．従来，行政の中では「医療」と「福祉」という2つのカテゴリーしかなく，高齢者に対する対策は検討されていませんでした．2000年には，介護保険制度が新たに導入されましたが，この保険制度の導入は，急速に進行する高齢化に対する政府の緊急対策であり，いわば見切り発車ともいえます．このため，保険制度の内容について現場レベル，患者・利用者レベルでのヒアリング調査，学識経験者・プロフェッショナルを交えての検証といったしっかりとした事前の準備が行われないまま「制度」だけが一人歩きをしました．そして，その「一人歩き」が迷子にならないようにと，3年ごとの見直しが導入時に約束事として決められています．

　現在の高齢社会がかかえている問題の本質は，高齢者の増加とともに不幸な高齢者がますます増えていくという社会レベルの衰退に関わる問題．これが一番深刻な問題です．このような重要な局面の中で，医療・介護に関わるスタッフに課せられている使命は，死を迎える最期の瞬間まで，生命の輝きを維持できるような豊かな社会をつくっていくための具体的・実践的な行動であると考えます．どうしても避けられない老化に関して，私たちが追求しているテーマはウエル・エイジング・ライフ（心身ともに健やかに老いる生活）です．これは，アンチ・エイジング（抗加齢）とは異なるものです．アンチ・エイジングとは，米国から世界に広がった言葉ですが，これは米国の国民性を反映した「老いとの戦い」「挑戦」といったことを意味しています．私たち日本人には，このような「戦い」のイメージは馴染みません．古来より，「和を以って尊し」が重要なひとつの国民的な精神基盤となってきているわれわれにとっては，年老いていくことを戦う相手としてとらえるのではなく，老いと調和して生きていく，「共生」していく，つまり，活き活きと老いていく，輝きながら老いていく，美しく老いていく，楽しく老いていく，優しく老いていく，「老い」と仲良く歩んでいく．これが，私が追求する最適な理想のライフスタイルであり，ウエル・エイジングです．

　執筆者代表の宮下智氏は，臨床場面での観察力と気づきに優れていることはもとより，リハビリテーション専門学校・短期大学での教育経験や研究実践を踏まえ，福祉先進国の理論を基にしたノルウェー生まれのレッドコード・エクササイズを，きめ細やかな実践で開花させています．

　人々の「生命の輝きを支えていく」多くの皆様に実践していただき，これからの高齢化の抱える問題を解決していただきたいと思っております．

2009年4月

学校法人後藤学園 理事長
インターナショナル医療福祉バークレー研究所 理事長
全国私立リハビリテーション学校協会 名誉会長

医学博士　後藤修司

序　文

　介護保険が施行されてさまざまなサービスが誕生し，限られた時間の中で，多くの利用者の生活機能・運動機能を高めなくてはならない重責が，現場スタッフにとって大きなプレッシャーとなっている現実があります．人の生活を与かる多くのスタッフは，自分の人間性を磨くことはもとより，それぞれの資格の専門性を高めていかなくてはならないはずなのに，時間に追われ，歯がゆい思いをされている人も少なくないと思います．

　本書は，レッドコードトレーナー®という，病院等で入院や外来治療を受けている方々の治療のために用いられる機器を利用し，デイケア，デイサービス，介護老人保健施設，フィットネスジムなどの健康増進施設を利用される方を対象としたトレーニング方法を，その理論とともにまとめたものです．

　レッドコード・エクササイズを行うためには，必要な機器があります．レッドコードトレーナー®というノルウェーで開発された機器です．ノルウェーでは，施設の90％以上に導入されていて一般的なものでありますが，日本国内においては，まだ馴染みが薄いものかもしれません．この機器は1998年から日本に輸入が開始され，現在では医療施設500カ所以上，福祉施設400カ所以上で，機器としては3,000台以上の納入がされています．特に介護予防がうたわれ，施設でのリハビリテーションが必要であるとされた2006年からは，介護施設での納入が進み，介護施設では医療施設を超える1,700台近くの配備になりました．

　医療場面における治療機器から介護場面での生活活動拡大機器，そして健康産業における機能向上機器として，レッドコードの対象は拡大しています．

　機器があれば誰でも使用できるというわけにはいきませんが，指導者がしっかりと理論を理解したうえで，目的と目標をもって対処してほしいと思います．使用方法についての講習会がなかなか開催できず，多くの方々から理論に基づいた実践書の発刊を求められてきました．まだまだ不十分な部分もあると思いますが，今，現場で対応している方々が，高いサービスを提供していただくために本書を執筆いたしました．

　どうかレッドコード・エクササイズを体感していただき，介護が必要な方は生活が少しでも高いレベルに，また健康な方はよりたくましくなっていただけることを期待いたします．

　今，目の前にいる悩みを抱えている人に，お役に立てるような書籍でありたいと執筆者一同願っております．

2009年4月

執筆者代表
日本ニューラック研究会（J-Neurac）会長
医学博士　宮下　智

目　次

第Ⅰ章　レッドコード・エクササイズを始める前に …………………1

第Ⅱ章　レッドコード・エクササイズとは ……………………………4

1．レッドコードトレーナー®の使用方法 ………………………6
2．レッドコード・エクササイズ前の準備 ………………………7
3．レッドコード・エクササイズの基礎バイオメカニクス ……9

第Ⅲ章　レッドコード・エクササイズの実際 …………………………13

1．臥位でのエクササイズ …………………………………………13
1．足を左右に動かす運動（背臥位） ………………………15
- **A** 両足を開いたり閉じたりする運動 …………………………15
- **B** 片方ずつ足を開いたり閉じたりする運動 …………………16
- **C** 両足をそろえたまま，左右に振る運動 ……………………17

2．足の曲げ伸ばしをする運動（背臥位） …………………17
- **A** 片方ずつ足の曲げ伸ばしをする運動 ………………………18
- **B** 両足をそろえて，両足同時に曲げ伸ばしをする運動 ……18

3．エラスティックコード（ゴム製ロープ）を使った筋力トレーニング（背臥位） ………………………………………19
- **A** 足関節で吊るした股関節伸展運動 …………………………19
- **B** 膝関節で吊るした膝関節伸展運動 …………………………19

4．足を前後に動かす運動（側臥位） ………………………20
- **A** 膝を伸ばしたまま，足を前後に動かす運動 ………………21
- **B** 膝も一緒に曲げ伸ばししながら，足を前後に動かす運動 ……22

5．背臥位から側臥位になる運動を通した寝返り動作の獲得 ……23
- **A** 足を内側に動かしながら，身体を横に向ける運動 …………23

6．体幹を強化するためのエクササイズ ……………………24
- **A** 身体を起こして臍を見る運動 ………………………………24
- **B** スタビリティ（安定性獲得）エクササイズ ………………25

2．座位でのエクササイズ …………………………………………26
1．前方への重心移動範囲の拡大から立ち上がりの獲得 ……27
- **A** 体幹を前方に倒していく運動 ………………………………28
- **B** 体幹を斜め前方に倒していく運動 …………………………29
- **C** 体幹を前方に倒しながら，左右にねじる運動 ……………30
- **D** 両手を内から外に動かしながら，体幹を前方に倒していく運動 ………………………………………………………30

　　　　E 両手を外から内に動かしながら，体幹を起こしていく運動 ……31
　　2．上下肢を動かしながら行う可動域・筋（持久）力・協調性の
　　　　エクササイズ ……………………………………………………………31
　　　　A 両手を開いたり閉じたりする運動 ……………………………………31
　　　　B 片方ずつ手を開いたり閉じたりする運動 ……………………………32
　　　　C 片方ずつ手を開いたり閉じたりしながら，足を連動させる
　　　　　運動 ………………………………………………………………………33
　　　　D 両手を開いたり閉じたりしながら，足を連動させる運動 ………34
　　　　E 膝を伸ばす運動 …………………………………………………………35
　　　　F 膝を伸ばしながら，手を連動させる運動 ……………………………35

　3．立位でのエクササイズ ……………………………………………………36
　　1．体幹スタビリティエクササイズ ………………………………………36
　　　　A 両手を前方に伸ばしながら，重心を前方へ移動させる運動 ……37
　　　　B 両手を斜め前方に伸ばしながら，重心を前方へ移動させる
　　　　　運動 ………………………………………………………………………38
　　2．バランスエクササイズ …………………………………………………39
　　　　A 片足ずつ膝を持ち上げる運動 …………………………………………39
　　　　B 片足ずつ足を横に上げる運動 …………………………………………40
　　　　C 足を前後に上げる運動 …………………………………………………41
　　3．スクワット ………………………………………………………………42
　　　　A 両足をそろえて膝の曲げ伸ばしをする運動 …………………………42
　　　　B 足を前後に開いて膝の曲げ伸ばしをする運動 ………………………42
　　　　C 上肢の運動を伴った，膝の曲げ伸ばしをする運動 …………………43

　4．よりダイナミックな運動へ ……………………………………………43
　　1．ステップエクササイズ …………………………………………………44
　　　　A 手を前に伸ばしながら，足を一歩前に踏み出す運動 ……………44
　　　　B 足を一歩横に踏み出す運動 ……………………………………………45
　　　　C 足を一歩後ろに踏み出す運動 …………………………………………45
　　2．バランスボードを用いたエクササイズ ………………………………46
　　　　A 足踏みをする運動 ………………………………………………………46
　　　　B バランスボードを前後に乗り越える運動 …………………………47
　　　　C バランスボードを左右に乗り越える運動 …………………………48
　　　　D 膝をバランスボードにつけてから立ち上がる運動 ………………49

　5．音楽を上手に使って ………………………………………………………49

第Ⅳ章　レッドコード・エクササイズの基礎知識 ……………50

　1．レッドコード・エクササイズの歴史的変遷 …………………………50

2．レッドコード・エクササイズを進めるにあたっての理論背景 ……52
　A 今までの研究報告から ……………………………………52
　B local muscle（固定筋）と global muscle（動作筋）…………53

3．local muscle へのアプローチ ……………………………………56

4．local muscle は動きにどのように影響するのか ………………59

5．レッドコード・エクササイズによるトレーニング効果 ………62
　A 腰痛既往の有無が local muscle トレーニングに及ぼす影響 ……62
　B アイスホッケー選手の体幹運動のズレと最大筋力発揮角度との関係 ………………………………………………………64
　C レッドコード・エクササイズが視覚運動反応時間に及ぼす影響 ……………………………………………………………65
　D 腰部トレーニングにおける local muscle の重要性 ……………66
　E local muscle へのアプローチによる重心動揺への影響 ………67

6．レッドコードトレーナー® を用いた local muscle のエクササイズ ……………………………………………………69

7．local muscle の分析（超音波診断装置を使用して）……………72
　A 超音波診断装置とは ………………………………………72
　B 体幹について ………………………………………………73
　C 背臥位（仰向け）での腹横筋収縮の確認 ………………74
　D 立位での腹横筋収縮の確認 ………………………………75
　E 腹横筋の収縮ができない例 ………………………………76
　F 座位での体幹前方移動 ……………………………………76
　G 立位での体幹前方移動 ……………………………………78
　H 一般的な腹筋運動での腹横筋収縮の確認 ………………79
　I 腹横筋収縮の確認場所について …………………………80
　J 「笑うこと」と腹部筋の関係 ………………………………81

8．尿失禁に対するアプローチ ………………………………………82
　A 尿失禁に対するリハビリテーションの現状 ……………82
　B 尿失禁とは …………………………………………………82
　C Kegel の骨盤底筋体操による基本姿勢 …………………84
　D 排尿自立に求められる「筋力と巧緻性」向上 …………84
　E 自立排尿に適した姿勢獲得とリスク ……………………86
　F 望ましい運動基本姿勢とは ………………………………87
　　ベッド上基本動作による骨盤底筋群筋力増強の可能性 …87

9．摂食・嚥下障害とその予防に対するアプローチ ……………………89
　Ⓐ 適切な姿勢・食べ方とは …………………………………………89
　Ⓑ レッドコード・エクササイズの概念に基づいたトレーニング …92
　　肩甲帯の筋の柔軟性と筋力強化による上位胸椎部の伸展保持
　　　能力の向上 ………………………………………………………93
　　首の筋の柔軟性，リラクゼーションによる首の可動性の向上 …94
　　頸部（深層筋）の筋力強化による頸部の安定性の向上 …………94
　　舌骨下筋群の伸張性の向上と舌骨上下筋群の筋力強化 …………96

10．認知症および精神疾患患者に対する基礎知識 …………………………96
　Ⓐ 認知症について ……………………………………………………97
　　認知症の症状 ………………………………………………………97
　　認知症の種類 ………………………………………………………97
　　認知症の原因疾患 …………………………………………………98
　Ⓑ 精神障害について …………………………………………………98
　　代表的な精神疾患 …………………………………………………98
　　主な精神病薬 ………………………………………………………100
　　統合失調症患者に対する薬物療法の主な副作用 …………………101
　Ⓒ 運動療法により改善が期待できる症状 …………………………102

第Ⅴ章　介護老人保健施設で実際に行われているエクササイズ …104

1．座位でのレッドコード・グループエクササイズ ……………………105

2．立位でのレッドコード・グループエクササイズ ……………………113

3．バランスボードを用いたレッドコード・グループエクササイズ ……114

第Ⅵ章　健康増進のためのレッドコード・エクササイズ ……117

1．運動をして，生活習慣病を予防する ……………………………117

2．健康増進グループエクササイズの一例 …………………………119

3．バランスボードを用いた健康増進グループエクササイズの
　　一例 …………………………………………………………………129

参考文献一覧 ……………………………………………………………134

第Ⅰ章 レッドコード・エクササイズを始める前に

　年を重ねることで体が動きにくくなります．だから「運動しないと寝たきりになってしまう」とよくいわれます．「なぜ運動をしなくてはならないのでしょう？」と質問されたとき，「力（筋力）がなければ動けないから」と答える方が多いようです．では「力（筋力）があれば寝たきりにならないか？」と質問すると，首を傾げてしまうのです．筋力は動くために重要な要素です．でも「力があるかないか」だけで，その方の能力を決めてしまうのは不十分です．私たちリハビリテーションスタッフは，機能維持や回復のために在宅訪問にうかがうのですが，しばしば起き上がりができず，寝たきりの状態になっている人がいます．しかし介助して起こしてあげると，結構，長い時間座っていることができる人がいます．またトレーニング終了後に「次回も頑張りましょうね」と声をかけ，握手をすると，非常に強い力で手を握ってくれる方もいます．このような状況から私たちは，筋力があっても，その筋力を上手に使えないことが原因で動けなくなっていると考えるようになりました．

　ある方は，これから説明するレッドコード・エクササイズを使用して重心の前方移動の練習を進めてみたところ，今まで立ち上がれなかったのに，自力で立ち上がれたことがありました．これは，今ある筋力が強くなったからではなく，立ち上がりという動き方を自分の体の中で理解した結果，できるようになったのではないかと思うのです．

　図1-1は，男性1,000名を対象にした研究で，20歳時の筋力を100％とするとその後，加齢とともに筋力がどの程度低下するかを比率で示したものです．高齢化（加齢）すると筋力は低下してい

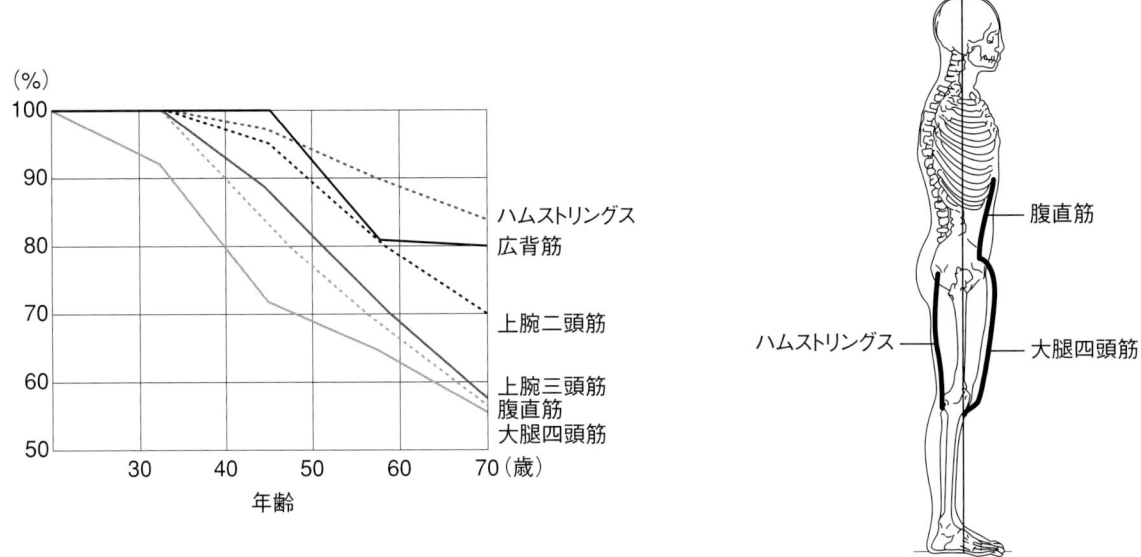

図 1-1　男性1,000名の20歳時を100％としたときの筋力の経時的変化

きますが，その筋力を上手に使うことで，動ける（日常生活に不自由のない）人生を送られている方も多いのではないかと思います．

　大腿四頭筋は大腿（太もも）の前面にある大きな筋肉で，体重を支えたり，膝を伸ばしたりするときに働きます．腹直筋とは，皆さんがよく口にする腹筋のことです．ハムストリングスとは，太ももの裏側にある大腿二頭筋，半腱様筋，半膜様筋の3つの筋をまとめたものをいいます．この筋肉は立位姿勢を保つために働いています．大腿四頭筋と腹直筋は，20歳代に比べて70歳代では40％近く筋力が低下します．しかしハムストリングスは，15％程度の低下にとどまっています．必要な筋肉を必要に強化し，維持されている筋肉と協調性をもって働くようにすることが，運動能力を維持することになり，その結果，生活の質（QOL）を高いレベルでキープできるわけです．

　人の動きは，二本足という不安定な中で高度なバランス機能を駆使し，さまざまな動きに対応しています．この高度なバランス機能は，「平衡感覚」「視覚」「固有受容感覚」でコントロールされているといわれています．この3つの重要な感覚器による機能は，仮に1つの機能がやられても，他の2つの機能で代償してくれますが，2つ以上の機能が障害されると正常な運動はできないといわれています．

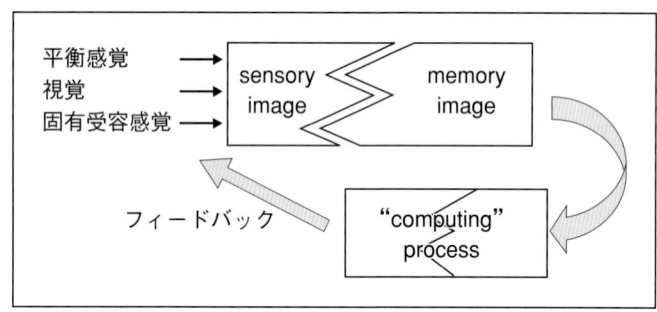

図 1-2　運動のメカニズム

　もともと生活の中で獲得していた動きのイメージ（memory image）が，筋力低下や怪我による痛み，時に加齢などにより，今感じている動き（sensory image）と食い違ってしまうことがあります．食い違ったままだと正確な動きをすることが難しい状況に置かれているといえます．日常の動作，その時々の状況に合わせて「平衡感覚」「視覚」「固有受容感覚」から刺激を入れ，memory imageとsensory imageの食い違った部分をコンピューティング（computing），すなわち再計算することによって昔のイメージと今のイメージを統合し，もう一度，各感覚器にフィードバックし，できない動きが再びできるようになるとするモデルを示したものが図1-2になります．リハビリテーションで，理学療法士や作業療法士（以下，セラピスト）が目的とする動作を獲得するために行うトレーニングは，図1-2のように行われていると考えるとわかりやすいかと思います．大切なのは刺激の入る感覚が，「平衡感覚」「視覚」「固有受容感覚」であるということです．また，このモデルは高齢者だけに適応するのではなく，スポーツ選手などの健常者にも同様に当てはめることができます．スポーツ選手でいえば，memory imageとsensory imageが食い違うことを「スランプ」と考えることができます．このような状況に陥ったとき，どのようにトレーニングをすればよいかについては，いろいろな方法が報告されています．例えば野球の場合，うまく打てないときには素振りを何十回，何百回と繰り返すことで感覚の修正を行います．

高齢者のトレーニングを考えるときに私たちが特に気をつけていることは，「平衡感覚」「視覚」「固有受容感覚」が効果的に働く環境をつくるということです．それは「不安定の中で安定を保つ」ということではないかと思います．例えば，足の下に不安定なクッションを置きます．その上に立ってもらい，できるだけ姿勢を維持してもらいます．このように不安定な環境で身体をコントロールするには，速くて正確な筋肉の収縮運動を行えないと，姿勢は維持できなくなってしまいます．言い換えると，姿勢を安定させることができているのであれば，多くの筋肉が協調して正確な運動を行っていると解釈できると思います．このことは固有受容感覚からの刺激を，平衡感覚や視覚で調整することで可能になるといわれているのです．ただ筋力を強化するのではなく，いかにバランスの中で動きを要求するかが重要であると理解することが大切です．この理論は，運動を指導する際に常に念頭に置いて進めなくてはならない重要なポイントと考えてください．

　「固有受容感覚」とは，聞き慣れない言葉でありますが，これはメカノレセプターとよばれる，筋肉，腱，靱帯，関節包内，皮膚に点在されている感覚器のことです．固有受容感覚は，「今どのくらい動いているよ」「どの程度の強さだよ」と動きをキャッチしたデータを脳に送っている器官です．このようなことからも，動く（関節が動く），運動するということは刺激を脳に伝達するという意味でも重要なのです．トレーニングジムにあるマシンは，決められた筋肉を刺激することはできますが，多くの筋肉を一斉に活動させることについては不十分です．また重りの負荷量の決定には，経験を要します．筋肉には姿勢を維持したり，安定して動いたりするときに最低限必要な筋収縮量があればよいと思います．ですから私たちは，高齢者に対してはトレーニングマシンだけでなく，レッドコードトレーナー®を使用し，全身運動の中で正しい筋収縮を促すようなトレーニングを推奨しています．

　今までのリハビリテーションの中では，不安定な環境の中でのトレーニングは，バランスを崩して危険な状況になり，時には転倒の可能性もありました．ですから，セラピストの能力が要求されていました．そこで私たちは，レッドコードトレーナー®という機器を使用するエクササイズで対応することで，適切な負荷量を調整することができ，個人個人に合ったオーダーメイドのリハビリテーションを進めることができるようになり，効果を上げてきました．その実績を基に，介護に携わる人にレッドコード・グループエクササイズという講習会を構築しました．本書は，運動の必要な方に適切な方法を指導していただきたいと考え，レッドコード・エクササイズの理論的な部分から実践的な例までを執筆いたしました．

　わかりやすい言葉で書いておりますので，デイケア，デイサービス，介護老人保健施設のスタッフはもちろん，健康増進施設で高い負荷の運動を指導している方にも参考にしていただければ幸いです．

第Ⅱ章 レッドコード・エクササイズとは

　レッドコード・エクササイズは，図2-1に示した機器（レッドコードトレーナー®）を使用することにより，身体に障害のある方はもとより，日常生活にそれほど不自由のない方まで，幅広い層に適切で安全な運動を提供できる運動方法を指します．この機器は1992年にノルウェーで「セラピーマスター®」という商品名でノルディスクセラピー社（現在，レッドコード社と社名変更）から発表され1995年に日本に紹介されました．近年，病院の理学療法の中で使用される機会が増え，リハビリテーションを進める中で治療機器として使用されています．

　本書の目的は，病院内での治療内容を理解するということではなく，病院治療で培ったノウハウを介護現場や健康増進施設で働くスタッフへ伝承することです．そして，介護の現場で日々努力しているスタッフに，安全な日常生活活動自立に向けたトレーニング方法や，介護予防の方法を理解してもらうことが目的です．まず理論を学んでいただき，そのうえでレッドコードトレーナー®の使用法を習得してほしいと思います．

　レッドコードトレーナー®は，各種スリングやエラスティックコードなどの付属品を組み合わせることにより，動きを必要な方向に必要なだけコントロールしたり，運動範囲を拡大したり，筋力増強やストレッチなどの運動療法を行うことができます．今までは病院内でセラピストが中心になって行ってきた内容を，介護の現場で行っていただくことが重要であると考えています．理学療法室で行われている個別の治療行為ではなく，介護の現場では，できるだけグループ・エクササイズ（集団トレーニング）を行い，楽しく，そして最大の効果を求めてもらいたいと思います．図2-2

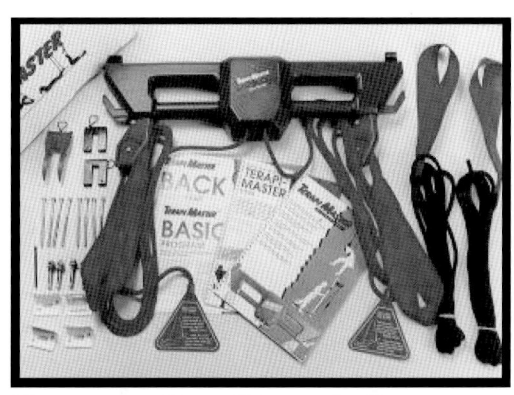

図2-1　レッドコードトレーナー®

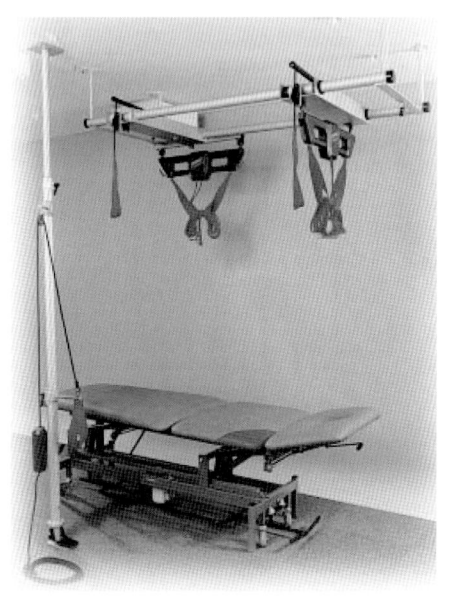

は，私たちが実践している介護老人保健施設でのレッドコード・グループエクササイズの風景です．みんなで声を掛け合って，楽しく運動を行っています．このような中で，重心をいろいろな方向に誘導してあげることにより，今まで自力で立てなかった人が，立ち上がることができるようになったり，転倒が少なくなったりする効果がみられています．

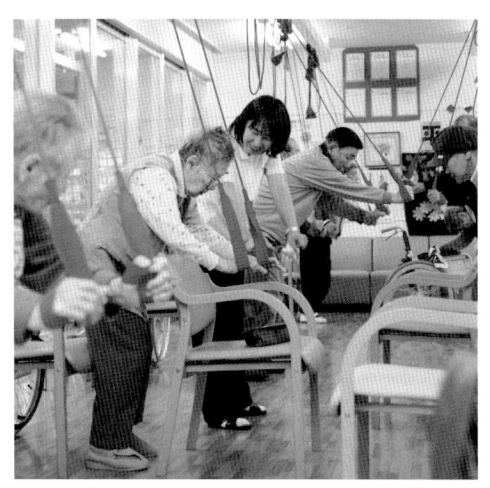
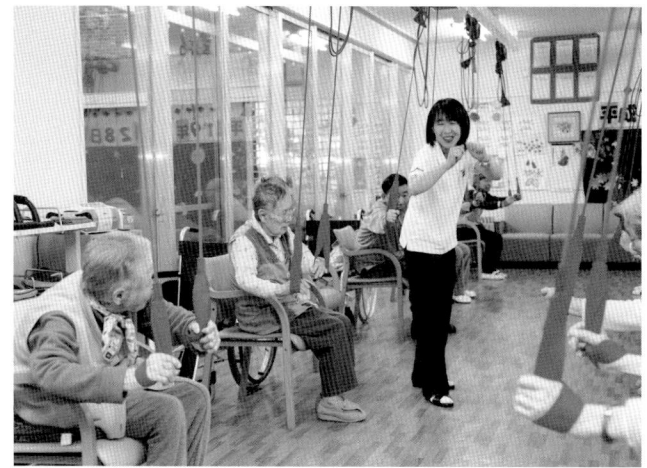

図 2-2　レッドコード・グループエクササイズの風景

　今までの立ち上がりトレーニングは，動きの誘導をセラピストの手（徒手）で行うことが多かったのです．これは動きに対して微妙な力の調整や，わずかな運動方向のズレに対して，的確に，しかも敏速に対応できるからでした．しかし残念ながら，セラピストにも技術の差があります．動きを誘導される側には，無理やり引っ張られる恐怖感があったり，転倒しないかなどの不安感を抱える方もいました．レッドコード・エクササイズでは，レッドコードトレーナー®から下がっているロープの長さを，そのつど調整することができますが，使用時は長さが変化しません．ロープの長さに応じて決められた動きができることに加えて，要求された運動に自信がなくなれば，自分で運動を中止できるという利用者の安心の補償もあります．また指導する側は，多くの人を観察でき，安全で効率的に運動が行えるのです．最近では，音楽に合わせて運動を行う試みも進んでいます．テンポの速い音楽を使用することにより，より高度な運動を要求することができますし，認知症を抱えている方にも効果的な刺激になっているようです．ユーロビートやロックの音楽を使用することにより，かなりのスピード運動を要求できます．一方，運動機能の低い人には，演歌などの比較的テンポの遅い音楽で対応すると，人によっては鼻歌を歌い出したり，楽しい運動で，なおかつ効果的な運動を供給することができます．運動機能によってグループ分けをすると，効果的なグループエクササイズができます．

　レッドコード・エクササイズは，最近の研究結果に基づいた新しい概念を理論背景に進められていて，内容は時代の変化に対応するように少しずつ変化しています．レッドコード・エクササイズの基となるスリングという考え方は，ずいぶん昔から存在していました（第Ⅳ章参照）．しかし従来のスリングは治療と運動において，自らが体を動かすことが少なく，現在行われているレッドコード・エクササイズと大きく異なります．

　レッドコード・エクササイズは，背中，首，骨盤，四肢の関節といった，それぞれをテーマにし

ている優れた研究者の研究結果や意見を尊重し，理論的に対応できる技術を，治療法と機器開発の両面で進めてきた背景があります．その結果レッドコード・エクササイズは，アクティブな治療と運動を行うことが基本となっており，身体に不自由のある人に限らず，健康な人に対しても十分な指導・刺激とフォローアップを供給できるのです．また国際的なネットワークが確立しているので，仮に日本で新しい治療方法の提案や改善してほしいツールの提案などがあった場合は，随時ノルウェーで検討されるという利点もあります．

1．レッドコードトレーナー®の使用方法

　レッドコードトレーナー®の簡単な使用法を図 2-3～図 2-5 に紹介します．いろいろな使用方法は後述しますが，まずは使用方法についてのイメージをつくってください．

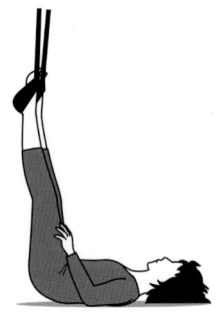 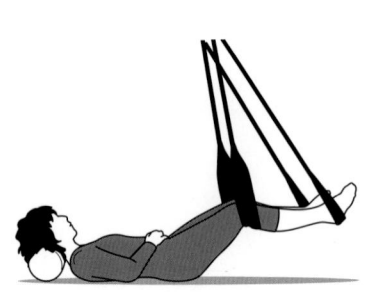 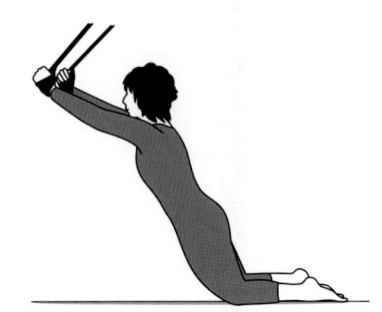

図 2-3　牽引　　　　　　　　図 2-4　リラクゼーション　　　　　　図 2-5　CKC エクササイズ

　図 2-3 は，自重（自分自身の重さ）を利用した下肢の牽引（traction）です．足を吊り上げることで下肢・腰部が自重で引っ張られ，下肢のみならず腰部の緊張が強い方（筋肉が張った状態の方）などで牽引効果がみられます．

　図 2-4 はリラクゼーション（relaxation）です．膝の下をナロースリング（narrow sling）で吊ることにより，下肢の重みを免荷し牽引ほど引っ張り上げないことで，リラクゼーションが得られます．

　図 2-5 は体幹の安定性を求めながらの上肢運動およびストレッチという組み合わせの運動です．これは CKC（closed kinetic chain：閉鎖性運動連鎖）という運動方法で，手で持つストラップの高さを変化させたり，膝のつく位置を変えたりすることで，負荷量を自由に調整できるので，固有受容感覚にも刺激を入れることが可能となります（strength-stability-sensory motor training）．

　治療や指導を行う者には 4 本の手足しかないため，動きを指導するとき，異常運動について抑えきれない部分も多々あるのが現状なので，機器のもつ能力と指導者の手を有効的に組み合わすことができれば，さらに有効な治療・トレーニングが容易に可能になると思われます．この機器と徒手とを有効に組み合わせることにより，治療ポイント，トレーニングポイントに対して正確にアプローチできるとされるレッドコード・エクササイズについて，介護（care）の中で有効に使用できる方法を説明していきます．

2．レッドコード・エクササイズ前の準備

　レッドコード・エクササイズでは，レッドコードトレーナー®を使用します．簡便な機器ですが，エクササイズを行う前に道具の安全性を確認することは重要です．まず図2-6のように，指導者は体重を載せてみてフレームとロープに問題がないか確認します．また，レッドコードトレーナー®には前後面があります．シールが表裏に貼ってあり，赤い面を前面，シルバーの面を後面とします（図2-7）．エクササイズを行う人は，レッドコードトレーナー®の前面の赤いシールが見える位置に配置します．

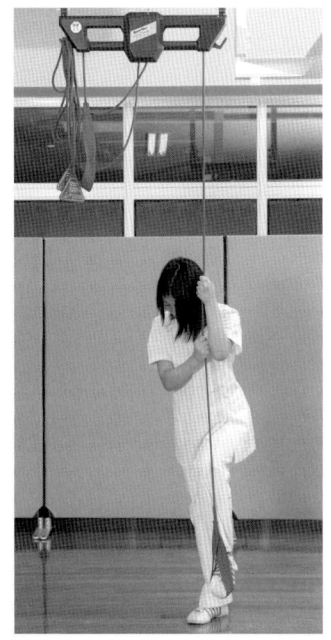

図 2-6　安全性の確認

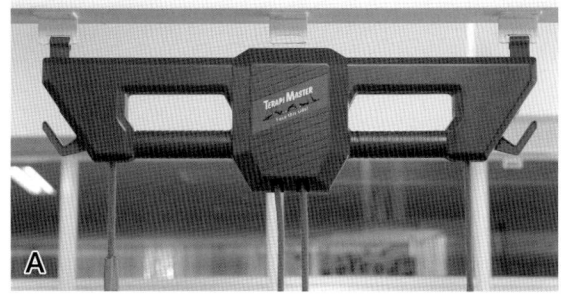

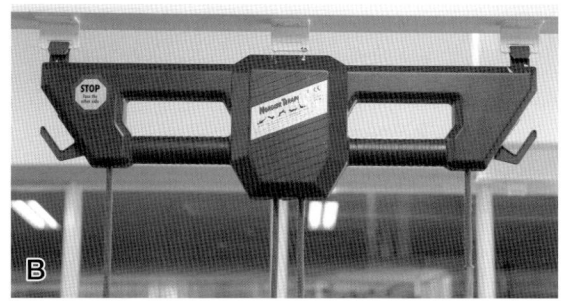

図 2-7　レッドコードトレーナー®の前面と後面の違い
　　　　A：前面，B：後面．

　次に，ロープの長さを調節する方法です．図2-8のようにロープをレッドコードトレーナー®の前面側に引くことでロープをリリースできます．逆にロープを図2-9のように真下に垂らすことでロープをロックすることができます．

実際に動かしてみましょう．

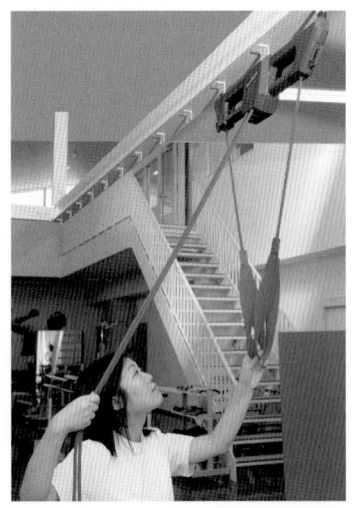
図 2-8　ロープリリース

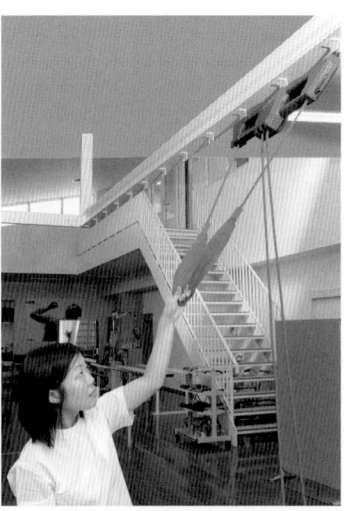
図 2-9　ロープロック

　次は四肢（手足）へのストラップの通し方についてです．上下肢のどちらを通す場合も，ストラップを横から見て狭いほうから通します．

　手部はストラップへ挿入後，手掌部の第1指・第2指間にストラップを挟みこみ前腕を回外する（腕を回して手掌を上に向ける）と安定感が増します（図2-10）．麻痺などがあり，ストラップを握れない場合は付属のクリップを使うと安定感が増すでしょう．この動作は，スキーを経験している方ならイメージしやすいと思いますが，ストックに手を入れるときと同じ動作になります．

　足部においても踵部にストラップを引っ掛けたら，内側から外側へストラップを回します（図2-11左図）．その他にもいくつかの方法があります．場面によって最も安定感があり快適に感じるものを選択します．

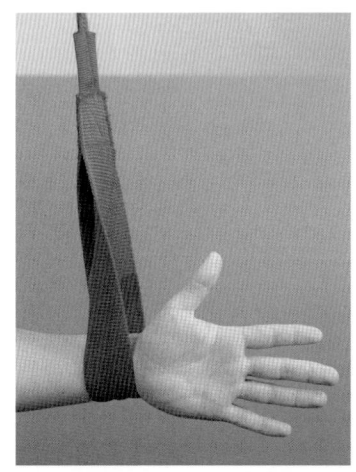 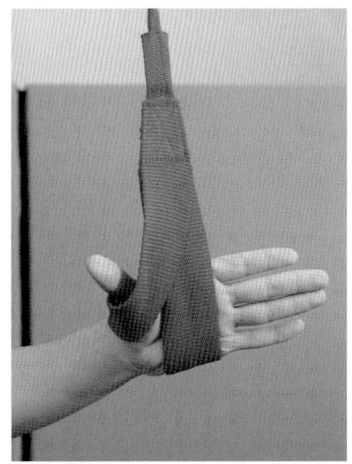 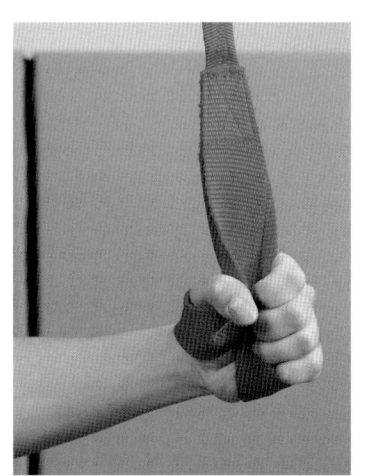
図 2-10　ストラップの通し方（手部の場合）

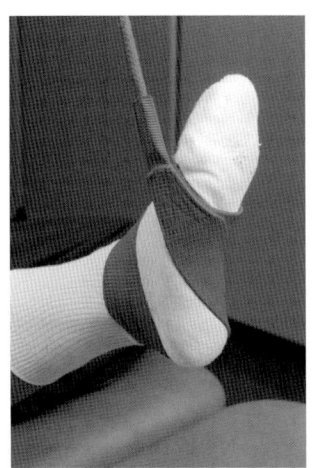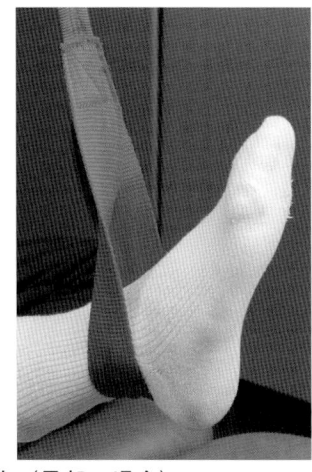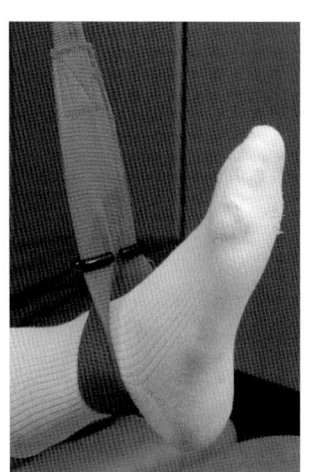

図 2-11　ストラップの通し方（足部の場合）

3．レッドコード・エクササイズの基礎バイオメカニクス

　レッドコード・エクササイズを行ううえで知っておかなければならない基本的な名称や基礎的なバイオメカニクスがあります．

　基本的な名称として，サスペンションポイント（SP）があります（**図 2-12**）．SP はレッドコードトレーナー®からロープが出ている場所を指します．

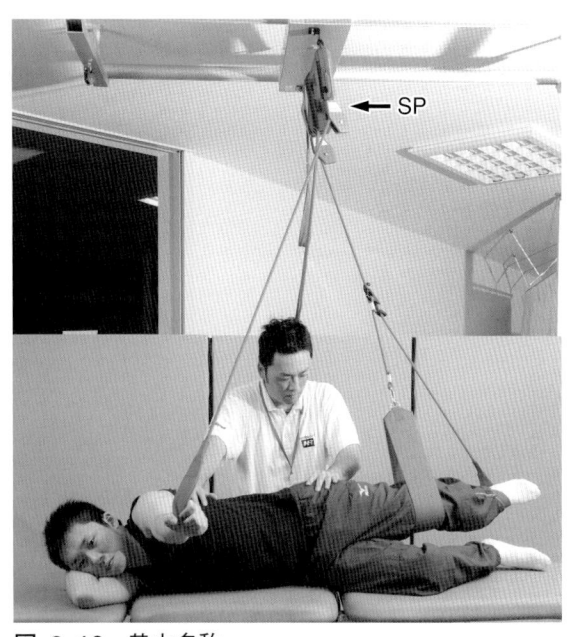

図 2-12　基本名称
SP：サスペンションポイント

これからレッドコード・エクササイズを用いた介護予防や運動機能改善を行う際，SPの位置をどこにもってくるのかということを意識しなければなりません．なぜなら，実施しようとしている運動の軸に対するSPの位置を変化させることで，運動の目的を容易に変えることができるからです．レッドコード・エクササイズの特徴の一つとして懸垂による重力（自重）のコントロールがあります．SPの位置関係によって，自重を免荷し運動中の重力の影響をまったく受けない状態にすることもできます．また，重力を運動の介助に利用することや，運動の抵抗に利用することもできます．つまり，SPの位置関係を理解することで，目的に応じて，運動中のロープが描く軌跡を重力の影響を受けないフラットな運動や，凹凸を描く運動などと設定することが容易に可能となります．また，関節面に対して牽引もしくは圧縮作用を与えることも可能となります．

　初めに，ロープが描く運動の軌跡がフラットとなり，重力の影響を受けない設定から説明します．この設定がレッドコード・エクササイズの基本となります．設定方法はSPを運動軸（関節）の直上に位置させます．図2-13の場合，股関節の内外転運動（足を開く運動を外転運動，開いた足を閉じるのが内転運動）を行うので，運動軸は股関節になります．よって，SPを運動軸である股関節の直上に位置させることで，重力の影響を受けない股関節内外転運動が可能となります．またこの設定にすることで，関節に対してわずかな圧縮作用を与えることができます．

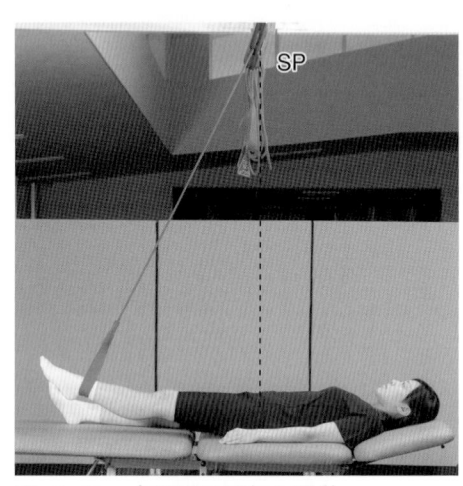
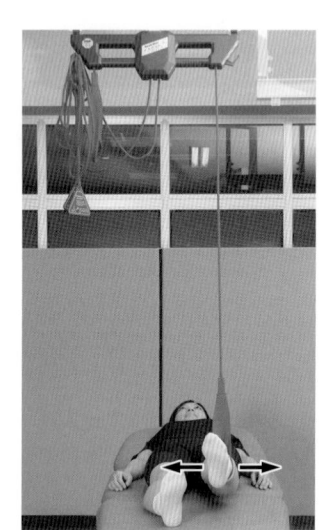

図 2-13　水平面に平行な運動

次に，ロープの描く軌跡が凸のカーブを描くように設定する方法です．図 2-14 のように，SP を運動軸である股関節より頭部方向に位置するように設定し内外転運動を行ってみると，運動の中央が高く，運動の最終域に向かって引かれるように感じます．この場合，頂点から離れる運動では，重力が介助として働きます．逆に，頂点に向かう運動では重力が抵抗として働きます．また，ロープは SP の位置に戻ろうとしますから，関節面に対して圧縮作用が働くことになります．この設定は関節可動域を拡大するのに適しています．

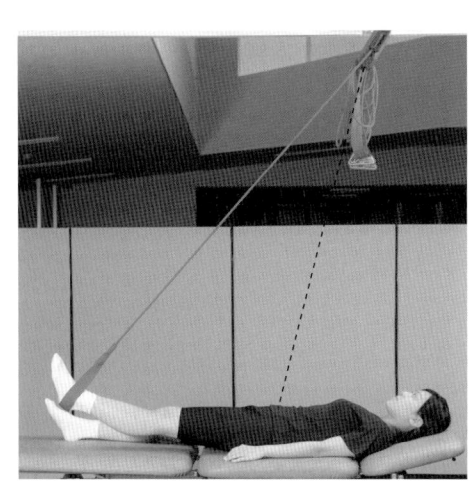
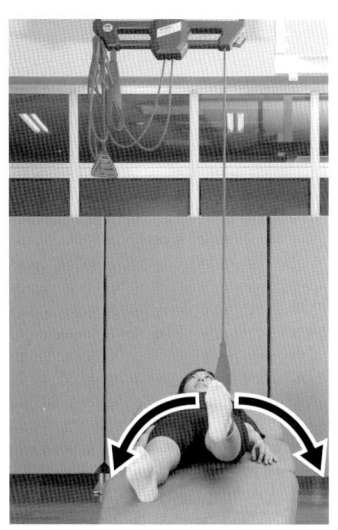

図 2-14　凸の運動

　次は，ロープの描く軌跡が凹のカーブを描くように設定する方法です．図 2-15 のように，SP を運動軸である股関節より足部方向に位置するように設定し内外転運動を行ってみると，運動の中央が低く，運動の最終域で上方へ引かれるように感じます．この場合，頂点から離れる運動では重力が抵抗として働きます．逆に，頂点に向かう運動では重力が介助として働きます．この場合も，ロープは SP の位置に戻ろうとしますから，関節面に対して牽引作用が働くことになります．

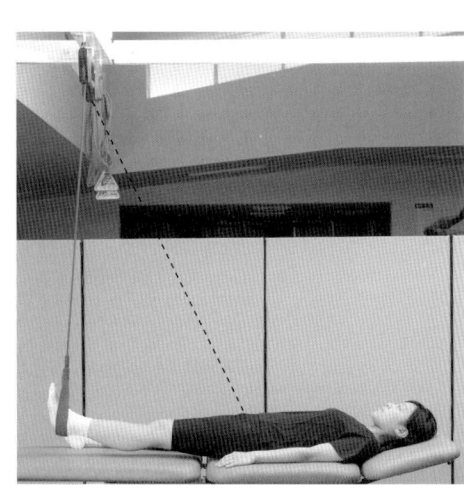
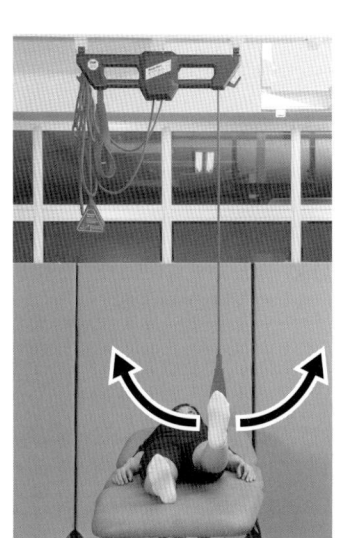

図 2-15　凹の運動

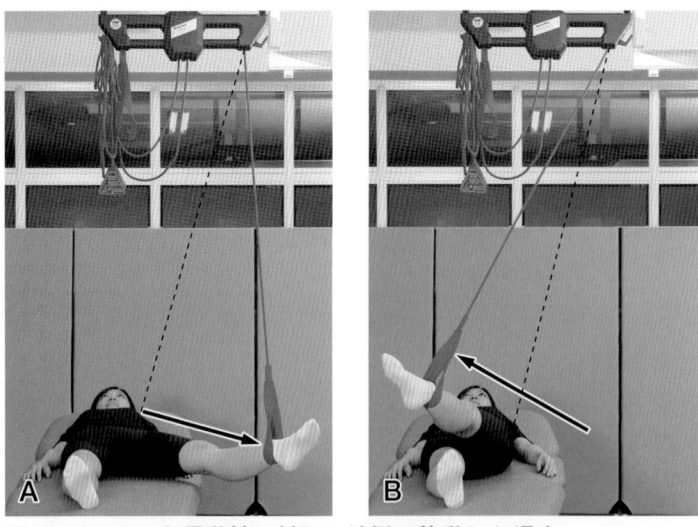

図 2-16 SPを運動軸に対して外側へ移動した場合
A：股関節外転．重力による介助運動．
B：股関節内転．重力による抵抗運動．

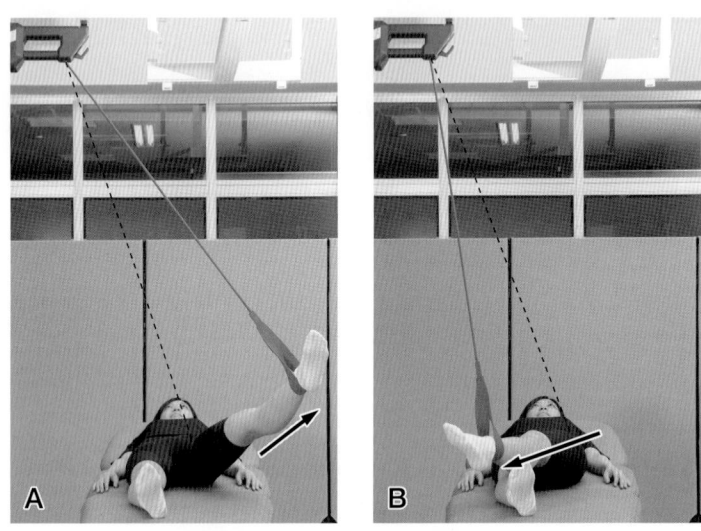

図 2-17 SPを運動軸に対して内側へ移動した場合
A：股関節外転．重力による抵抗運動．
B：股関節内転．重力による介助運動．

　さらに**図 2-16**のように，SPを運動軸である股関節に対して外側に移動させると，外転運動は重力による介助運動，内転運動は重力による抵抗運動となります．逆に**図 2-17**のように，SPを運動軸である股関節に対して内側に移動させると，内転運動は重力による介助運動，外転運動は重力による抵抗運動となります．どちらも移動した方向への牽引作用が働きます．

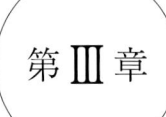

第Ⅲ章 レッドコード・エクササイズの実際

　第Ⅱ章で前述した基本的運動を理解したうえで，レッドコード・エクササイズを紹介していきます．レッドコード・エクササイズの特徴の一つにロープにて四肢・体幹を懸垂することによる重力の免荷があります．重力を免荷することで，筋の異常な過緊張を抑制することができます．その結果，筋力低下がみられる虚弱高齢者でも，比較的簡単に運動することができ，また，運動中の疼痛除去が可能となります．レッドコード・エクササイズのもう一つの特徴として，サスペンションポイント（SP）を変えることによって運動負荷を容易に変化させることができ，個人個人に適切な負荷を設定することができます．このことから，虚弱高齢者からスポーツアスリートまで幅広く使用することができます．

　以上のような特徴を踏まえて，背臥位（仰向け）から座位，立位へと利用者の能力に応じてエクササイズを選択することが必要です．グループトレーニングを行う場合，まず最初に考えることは個人の能力に応じたグループをつくることです．ベッドで寝たきりの方を座位でのエクササイズグループに入れれば，おそらく負荷が高すぎるでしょう．離床のための体力向上，寝返りから起き上がりの獲得，立ち上がりの獲得，転倒予防，介護予防などの目的に応じたグループ分けと，エクササイズの選択が必要になってきます．

1．臥位でのエクササイズ

　背臥位（仰向け）でのエクササイズは背中と床面が接地しているため，他の姿勢に比べると，接地面が広く安定しているというメリットがあります．そのため，虚弱高齢者でも安心してエクササイズを行うことができます．レッドコードトレーナー®による重力除去効果により比較的簡単にエクササイズを行うことができます．

　それでは，運動の仕方をみていきましょう．基本となる設定は，**図 3-1** のように，SP が股関節の真上にくるようにして，両足関節にストラップを通します．虚弱高齢者など，筋力が弱い場合は足関節以外にも下腿や大腿部を付属のナロースリング（narrow sling）で吊ることで重力除去効果が高まり，運動負荷を軽くすることができます（**図 3-2**）．

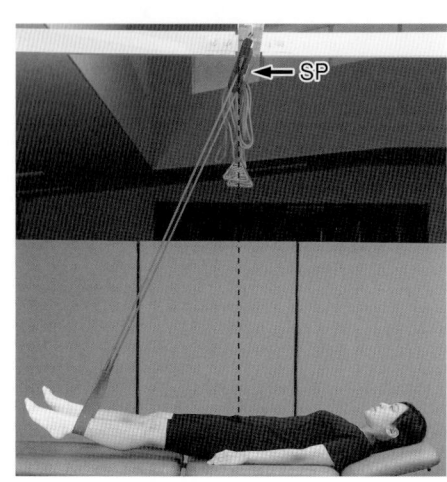
図 3-1 基本設定

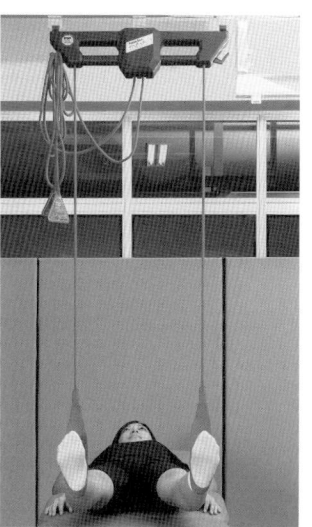

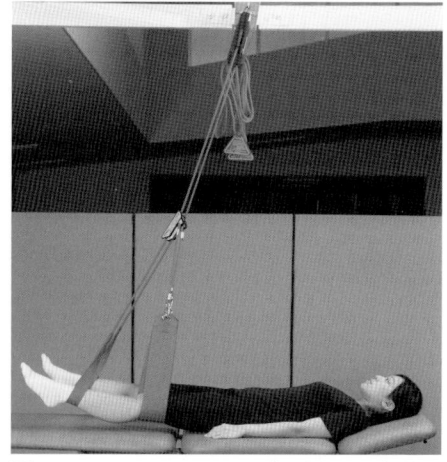
図 3-2 ナロースリングを用いた免荷

　もしSPを頭部方向へ移動させれば，足を開くとき重力が介助してくれるので，可動域を広げるために効果的です．また，足を閉じるときは重力が抵抗になるので，股関節内転筋の強化に効果的です（**図 3-3**）．
　逆にSPを足部方向へ移動させれば，足を開くとき重力が抵抗となるので，股関節外転筋の強化に効果的です（**図 3-4**）．

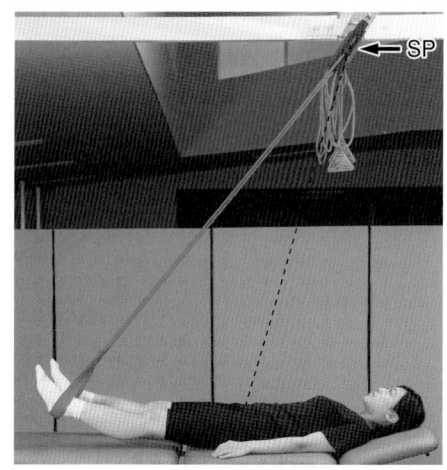
図 3-3 SPを頭部方向に移動した場合

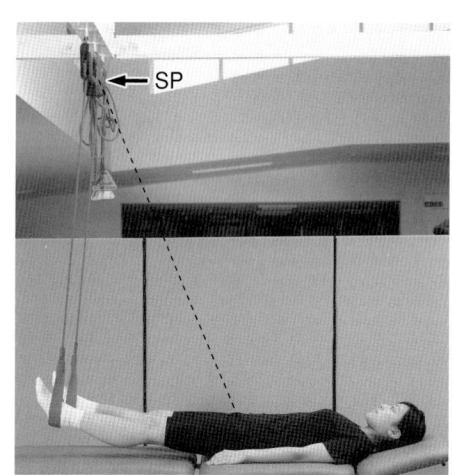
図 3-4 SPを足部方向に移動した場合

それでは，具体的に運動を紹介していきます．実際に自分で行ってみると，どこに，どの程度の負荷がかかるかが実感できますので，順番に体験していくことをお勧めします．

1. 足を左右に動かす運動（背臥位）

　基本設定は，SP が股関節の真上にくるようにします．

A 両足を開いたり閉じたりする運動

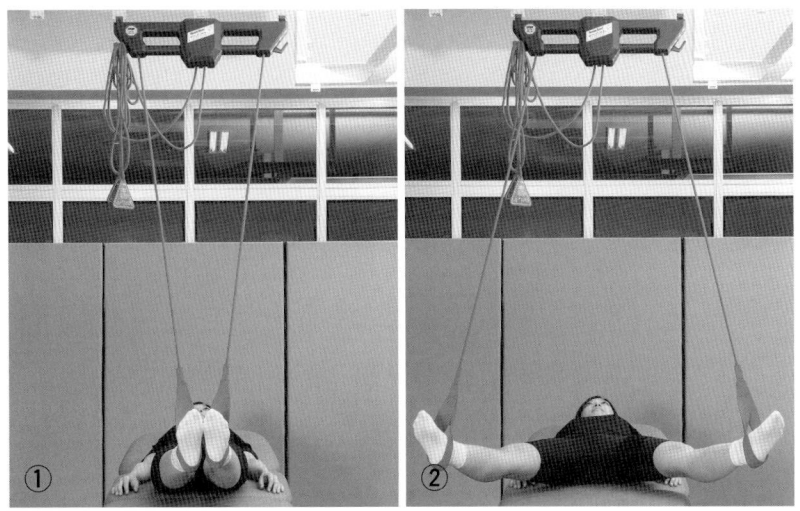

①スタートポジション
②足を大きく外へ開いていき，目いっぱい開いたところで止めます．
③足を閉じてスタートポジションに戻ります．体の中心で両足を合わせるようにします．

B 片方ずつ足を開いたり閉じたりする運動

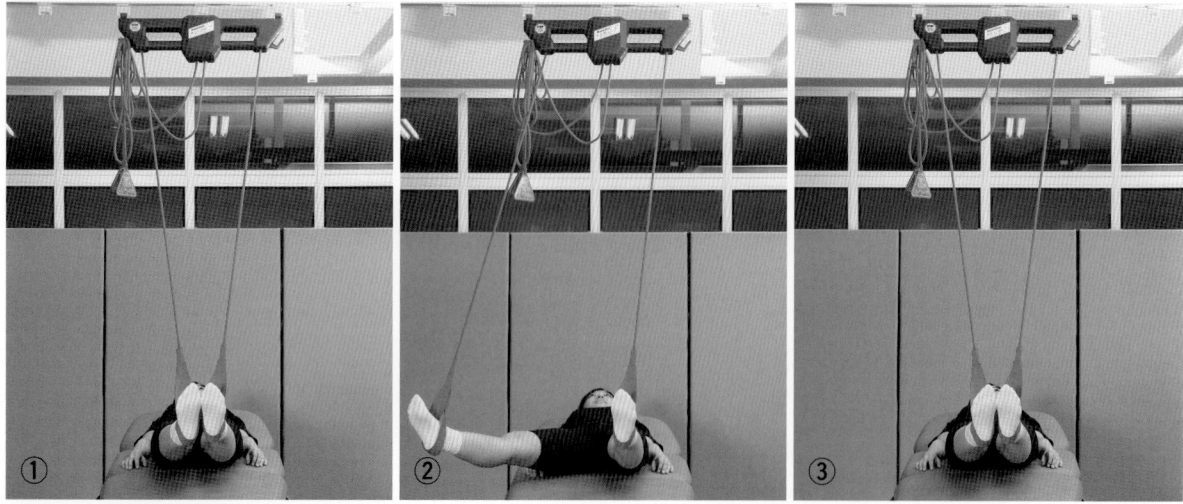

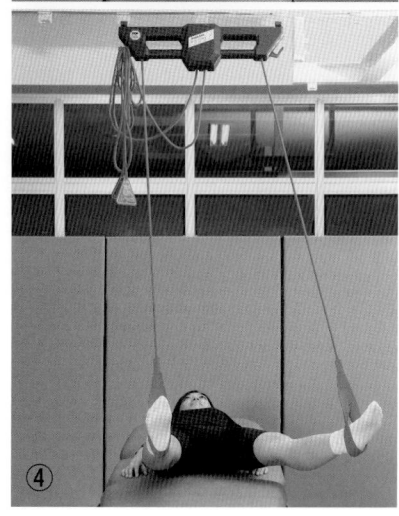

①スタートポジション
②右足を大きく外へ開いていき，目いっぱい開いたところで止めます．
③スタートポジションに戻ります．
④左足を大きく外へ開いていき，目いっぱい開いたところで止めます．
⑤スタートポジションに戻ります．

C 両足をそろえたまま，左右に振る運動

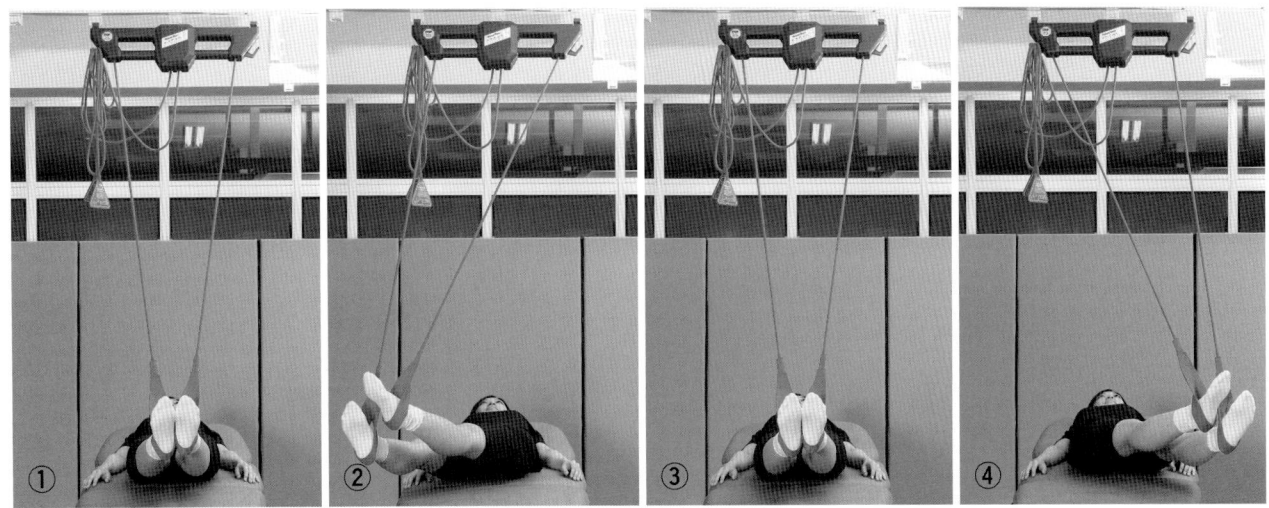

①スタートポジション
②両足を離さないようにして，両足同時に右へ大きく動かします．目いっぱいのところで止めます．
③スタートポジションに戻していき，一度止めます．
④反対に，左へ動かしていき，目いっぱいのところで止めます．
⑤スタートポジションに戻ります．

2. 足の曲げ伸ばしをする運動（背臥位）

　基本設定は，SPが股関節の真上にくるようにします．
　SPを頭部方向へ移動させると，より簡単に足を曲げることができます．逆にSPを足部方向へ移動させると，足を曲げることに，より負荷がかかります．運動する方の能力に合わせて，SPの位置を調整し，適切な負荷量を設定してください．

A 片方ずつ足の曲げ伸ばしをする運動

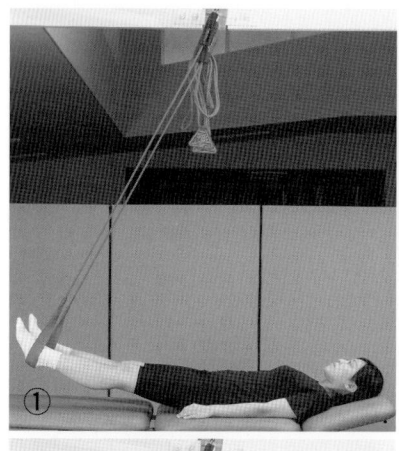
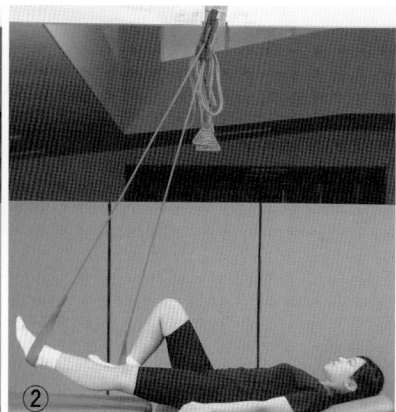
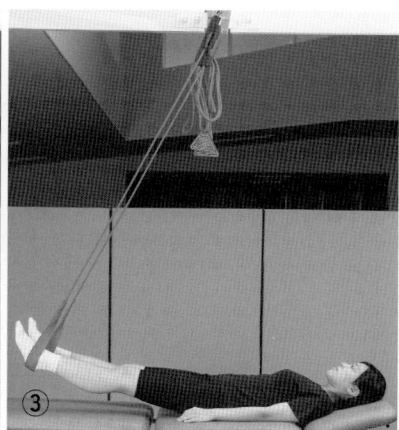
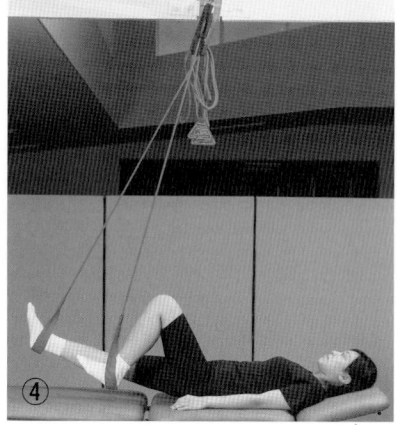

①スタートポジション
②右足を曲げて膝を胸のほうに引き寄せます．
③スタートポジションに戻ります．
④左足を曲げて膝を胸のほうに引き寄せます．
⑤スタートポジションに戻ります．

　レベルの高い方法としては，③のスタートポジションに戻らずに②と④を連続動作として，右足と左足を入れ替えるように動かすのもよいでしょう．

B 両足をそろえて，両足同時に曲げ伸ばしをする運動

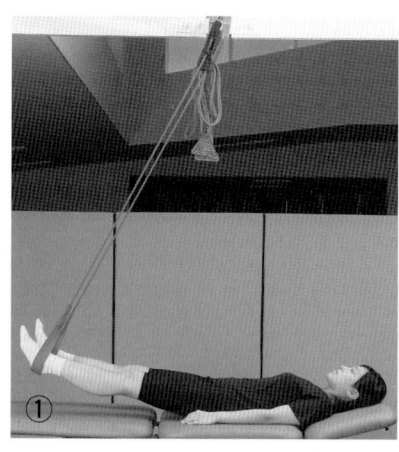
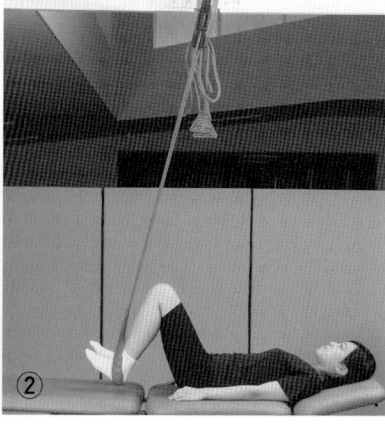

①スタートポジション
②両足をそろえて同時に曲げて，膝を胸のほうに引き寄せます．
③スタートポジションに戻ります．

3. エラスティックコード（ゴム製ロープ）を使った筋力トレーニング（背臥位）

A 足関節で吊るした股関節伸展運動

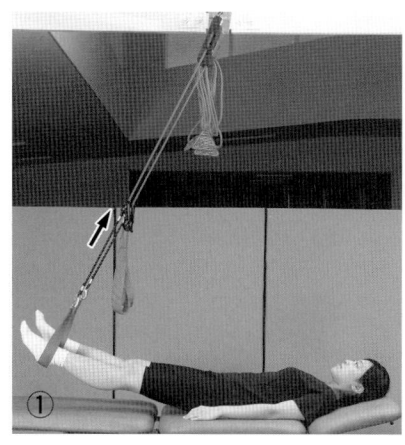
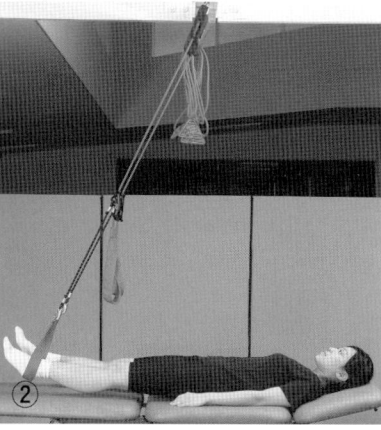

①スタートポジション
②足を下げることで，エラスティックコード（→）が抵抗となり，股関節伸筋の強化になります．片足ずつでもよいでしょう．
③ゆっくりスタートポジションに戻ります．

B 膝関節で吊るした膝関節伸展運動

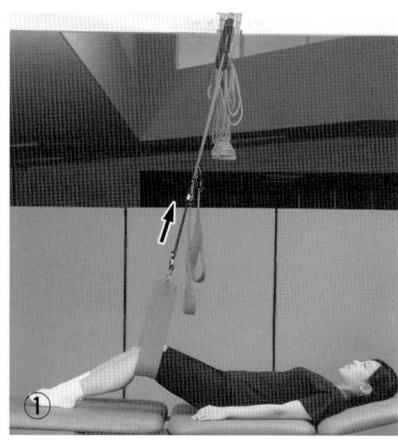
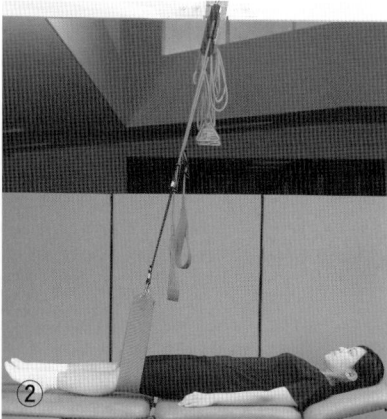

①スタートポジション
②膝がまっすぐになるように伸ばします．両足同時でも，片足ずつでもよいでしょう．
③ゆっくりスタートポジションに戻ります．

4. 足を前後に動かす運動（側臥位）

　側臥位での足の曲げ伸ばしは，寝返りができるようになるためにも必要です．ただし，側臥位は背臥位よりも支持基底面が狭く，不安定になるので，より高いバランス能力が要求されます．

　基本設定は SP を股関節の真上にくるようにして，足関節にストラップを通します（**図 3-5**）．このとき，SP をより頭部方向に移動させると凸の運動となり，頂点から離れる運動で重力が介助，頂点に戻る運動で重力が抵抗となります（**図 3-6**）．逆に，SP をより足部方向に移動させると凹の運動となり，凸の運動と反対の負荷がかかります（**図 3-7**）．

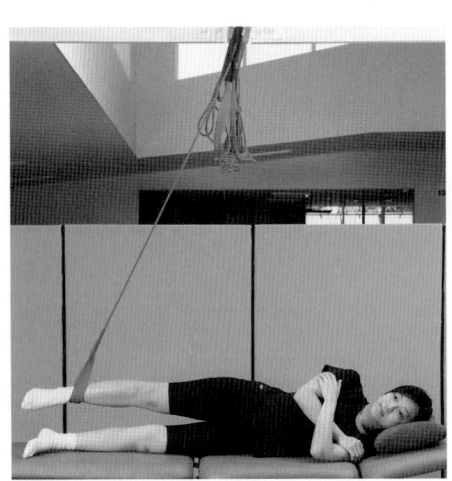

図 3-5　基本設定

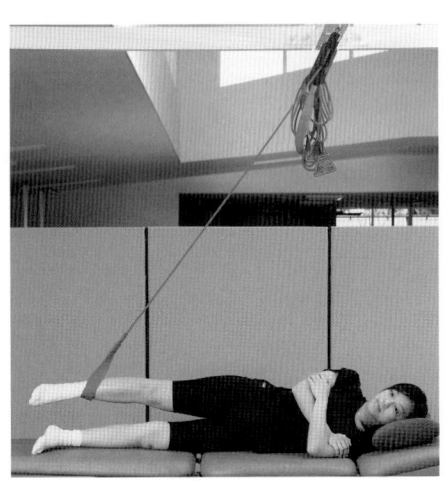

図 3-6　凸の運動

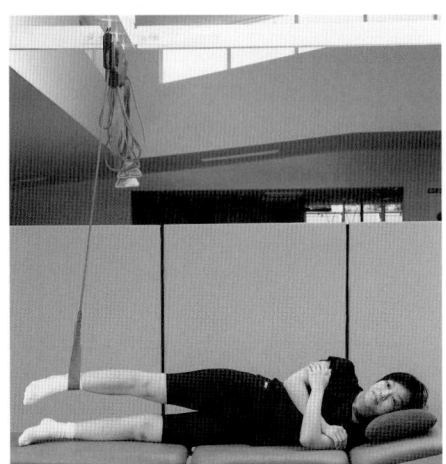

図 3-7　凹の運動

　また，SP を身体の前方や後方に移動させることでも，負荷を変えることができます．SP を身体の前方に移動させると，足を前に動かす運動が介助運動となり，足を後ろへ動かす運動が抵抗運動となります（**図 3-8**）．SP を身体の後方に移動させると，その逆になります（**図 3-9**）．

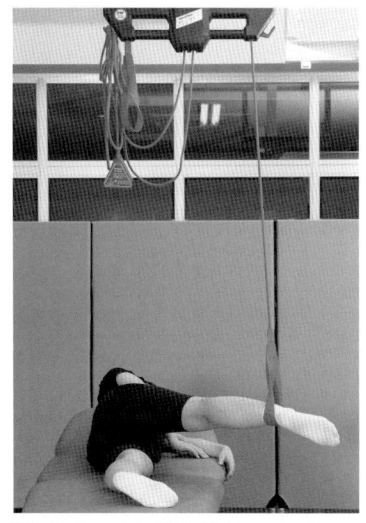

図 3-8　SP を身体の前方に移動した場合

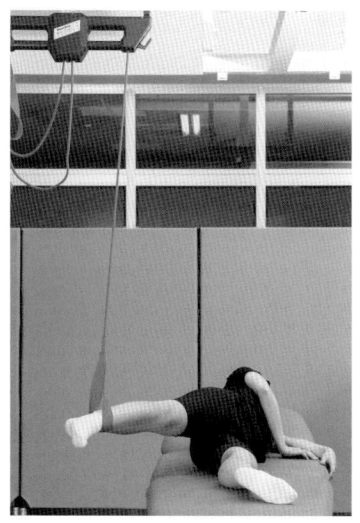

図 3-9　SP を身体の後方に移動した場合

A 膝を伸ばしたまま，足を前後に動かす運動

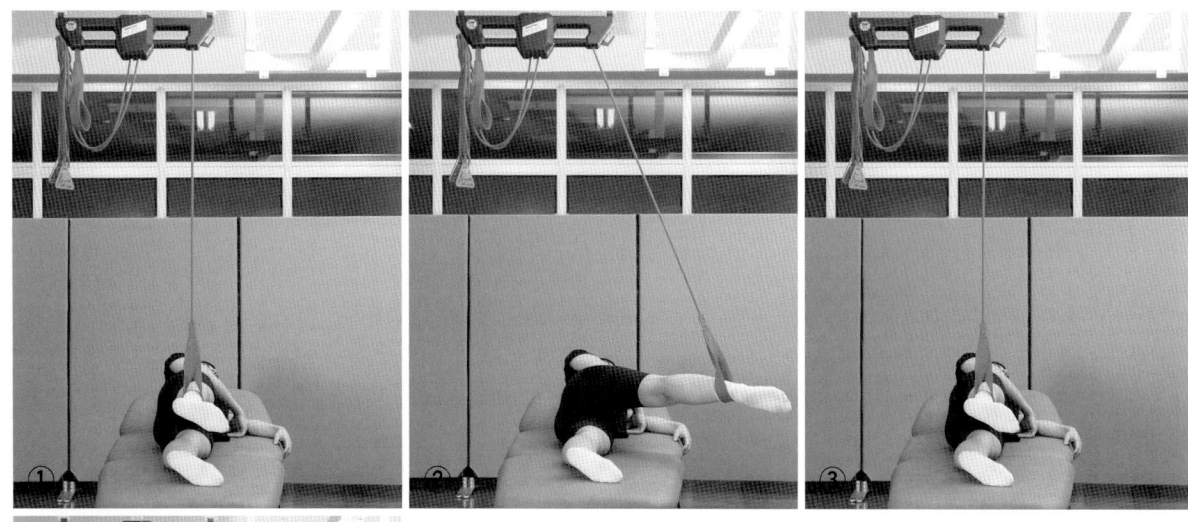

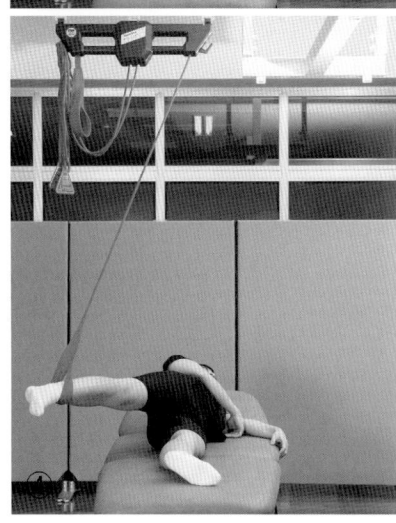

①スタートポジション
②膝を伸ばしたまま，右足を前に大きく動かします．
③スタートポジションに戻ります．
④膝を伸ばしたまま，右足を後ろに大きく動かします．
⑤スタートポジションに戻ります．

B 膝も一緒に曲げ伸ばししながら，足を前後に動かす運動

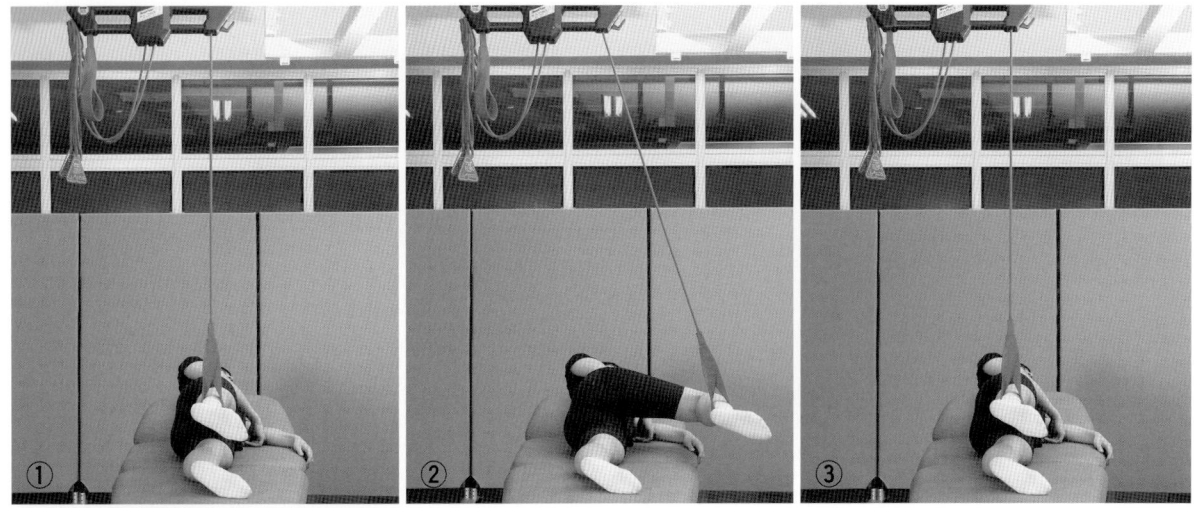

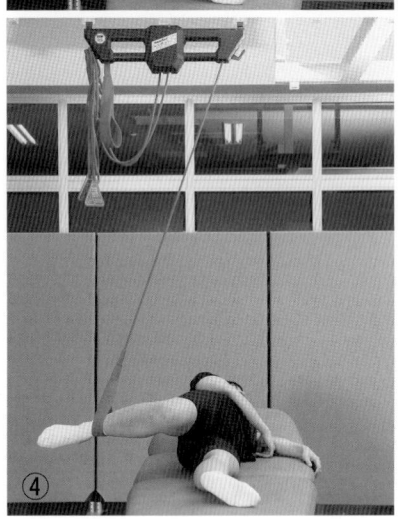

①スタートポジション
②膝を曲げながら，右足を前に大きく曲げていきます．
③スタートポジションに戻ります．
④膝を曲げながら，右足を後ろに大きく曲げていきます．
⑤スタートポジションに戻ります．

5. 背臥位から側臥位になる運動を通した寝返り動作の獲得

　基本設定は SP が股関節の真上にくるようにし，片方の足関節を反対側のストラップで吊ります（**図 3-10**）．下腿や大腿部で吊ると，負荷を軽くすることができます．SP を頭部方向，もしくは身体の内側へ移動させることで足を内側に動かす運動が重力による介助運動となり，骨盤・体幹の回旋がより簡単になり，寝返り動作獲得のエクササイズとして効果的です．

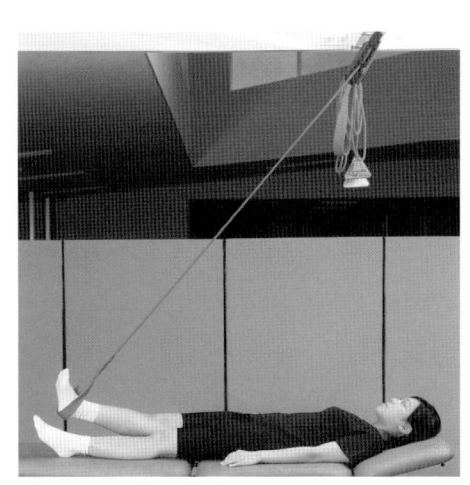
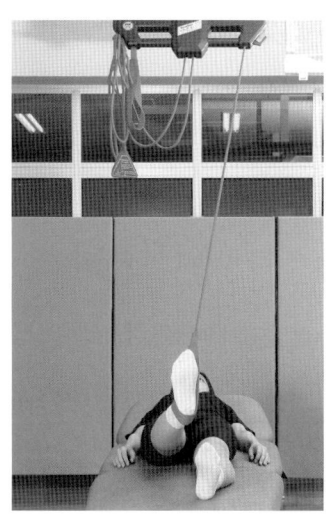

図 3-10　基本設定

A 足を内側に動かしながら，身体を横に向ける運動

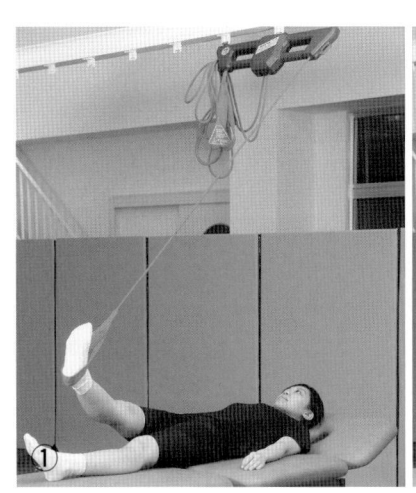
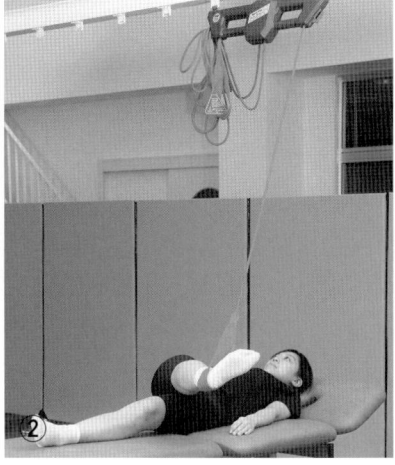
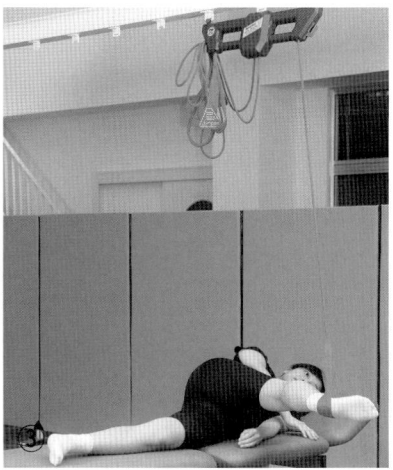

①スタートポジション
②ロープで吊るした足を内側に動かしながら骨盤を回旋させます．
③体幹を回旋させて，側臥位になります．

6. 体幹を強化するためのエクササイズ

　臥位から座位，立位へと動作を獲得していくためには，より狭い支持基底面と，より高い重心位置で姿勢制御を行うことが必要となります．そのためには，体幹の支持性が必要です．

A 身体を起こして臍を見る運動

　スタートポジションは，SP を臍の直上，両手でロープを持って，両肘を真っ直ぐに伸ばした状態とします．もし負荷が高すぎる場合は，SP を足部方向へ移動させるとロープが SP へ戻ろうとする力が働き，介助量が増加します．

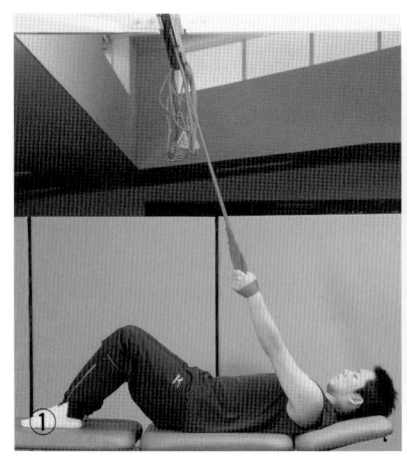
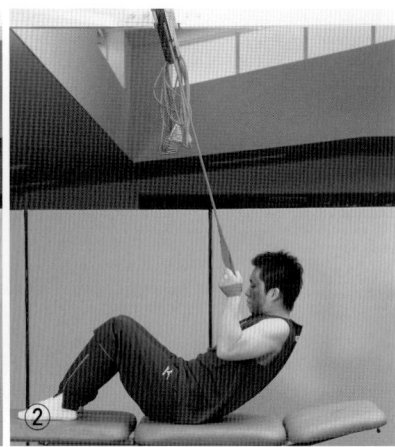

①スタートポジション
②両手でロープを引きながら，頭部・体幹を床から離し，臍を見るようにします．
③ゆっくりと，体幹・頭部をスタートポジションに戻します．

B スタビリティ（安定性獲得）エクササイズ

①背臥位で臀部を床から離した状態，②腹臥位で腹部を床から離した状態で姿勢保持を行います．これにより，体幹の前後左右すべての筋群に負荷をかけることができ，非常に負荷の高い運動になります（図 3-11）．さらに負荷を高くする場合は，臀部もしくは腹部を持ち上げたままで，股関節の運動を行います（図 3-12）．これらの運動はアスリートなど，運動レベルの高いグループに用いると効果的です．

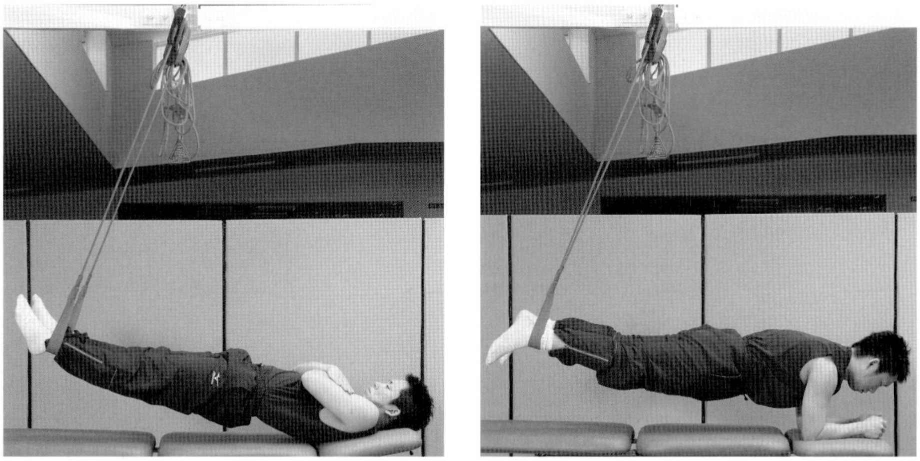

図 3-11　身体の一部を床から離した状態での姿勢保持

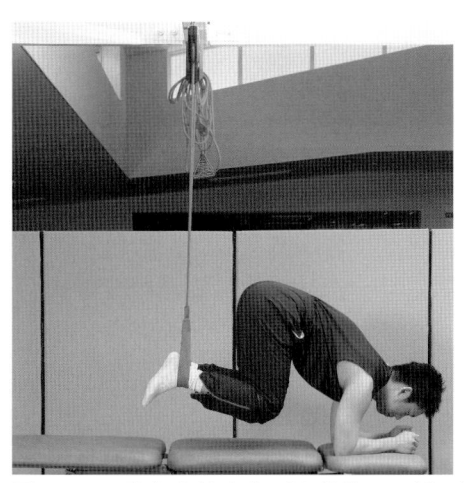

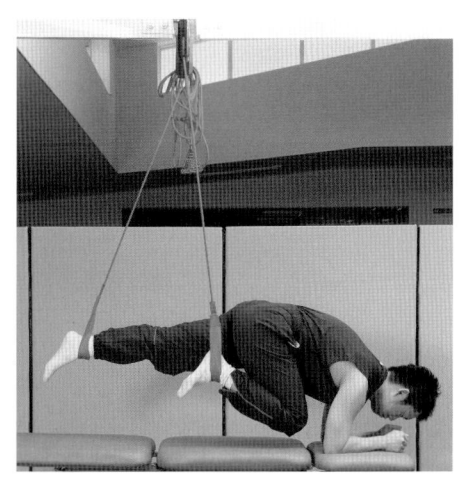

図 3-12　腹部を持ち上げた状態での足の運動

2．座位でのエクササイズ

　座位は臥位よりも支持基底面が狭く，また，座位保持には体幹の支持性が必要となるため，座位でのエクササイズは臥位に比べると不安定になり，運動負荷が高くなります．座位で行うことの利点として，膝関節などに障害をもっている場合，立位と比べて関節に負担をかけずに運動することができます．また，肥満解消のためのエクササイズとしても，下肢への負担をかけず効果的に行うことができます．

　ロープを持ちながらエクササイズを行うと，重心移動に対する安心感とロープによる介助作用によって，ロープがないときよりも大きく重心移動ができます（**図 3-13**）．

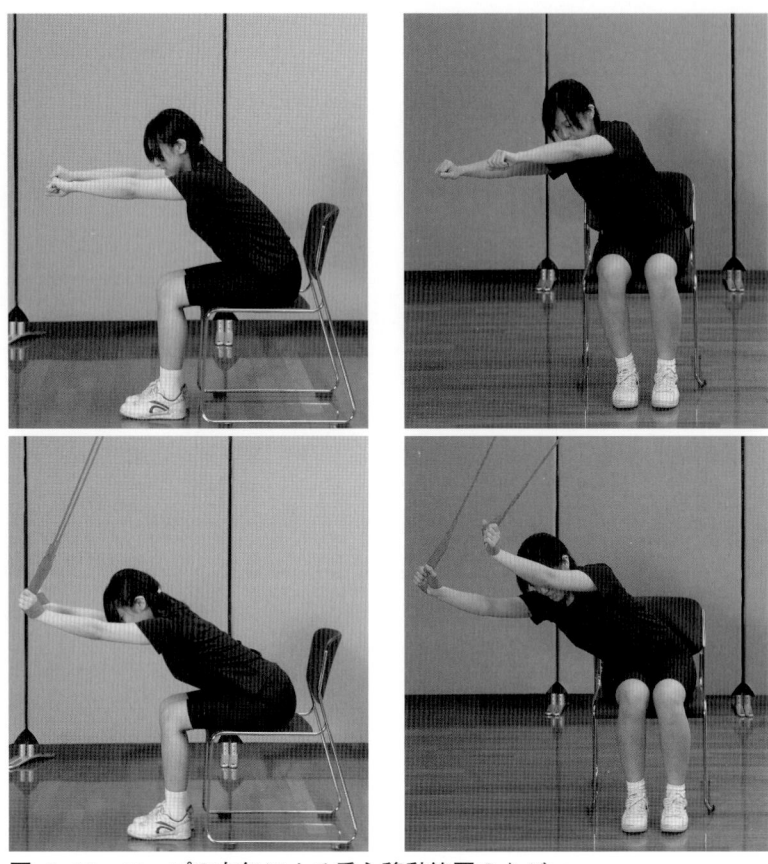

図 3-13　ロープの有無による重心移動範囲のちがい

1. 前方への重心移動範囲の拡大から立ち上がりの獲得

　両手でロープを持ちます．SP を身体の前方に移動させればさせるほど，体幹の前屈（重心の前方移動）が楽になります（**図 3-14**）．逆に SP を身体の後方に移動させるほど，ロープがもとの位置に戻ろうとするので，重心は前に行きにくくなります（**図 3-15**）．個人に合わせた位置を考えましょう．

　座位から立ち上がり動作を行うためには，重心を前上方に移動させ両足部の上にもっていかなければなりません．よって，体幹を前屈させ，頭部を足部の前方へ出すことが重要となります．ロープを持つことによる重心移動範囲の拡大，SP の位置による介助または抵抗によって，立ち上がり動作獲得へつなげる有効なエクササイズとなります．

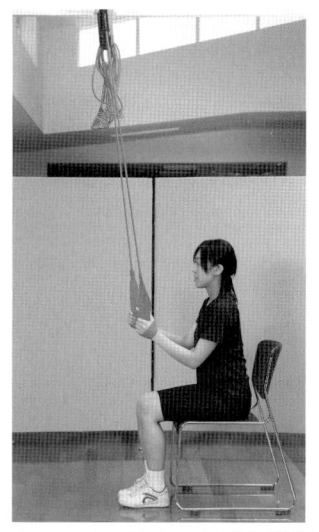

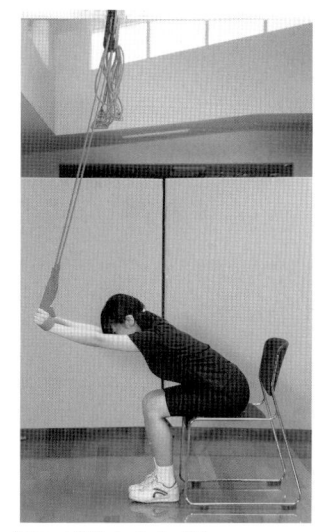

図 3-14 前方への重心移動（SP が前方のとき）

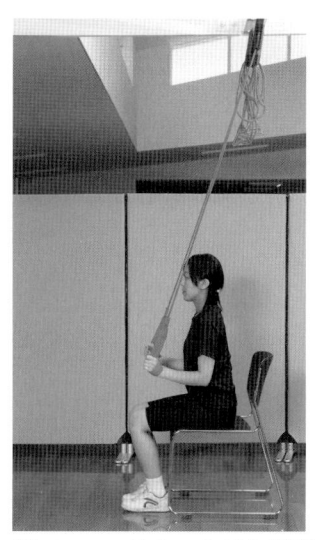

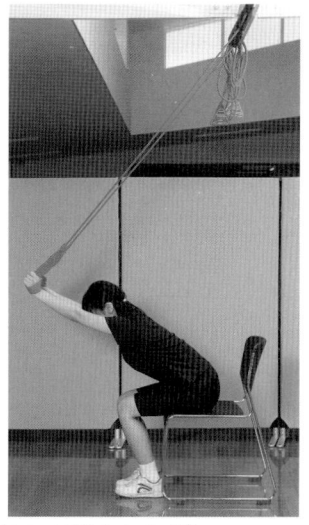

図 3-15 前方への重心移動（SP が後方のとき）

A 体幹を前方に倒していく運動

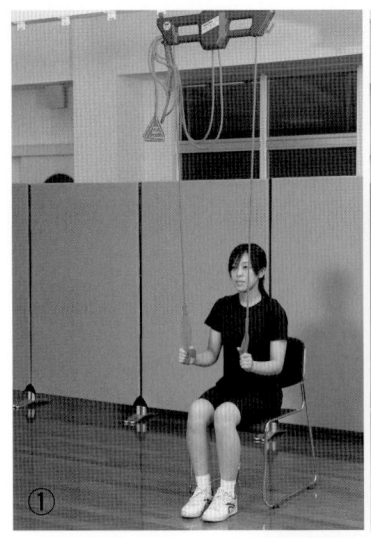

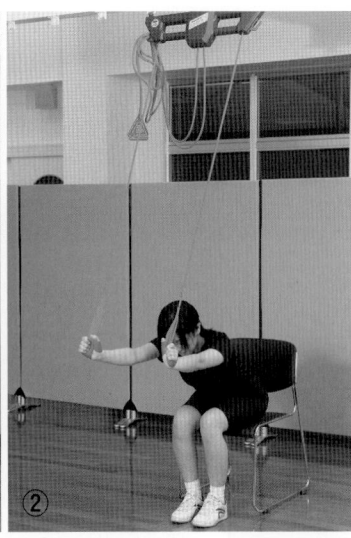

①スタートポジション
②両手を前方に出して体幹を前に倒していきます．
③スタートポジションに戻ります．

B 体幹を斜め前方に倒していく運動

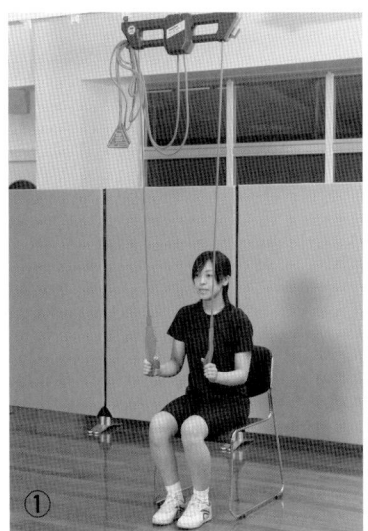

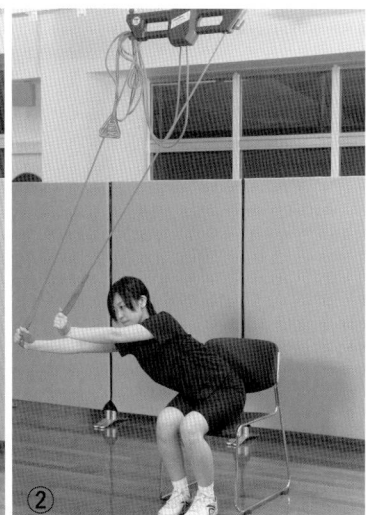

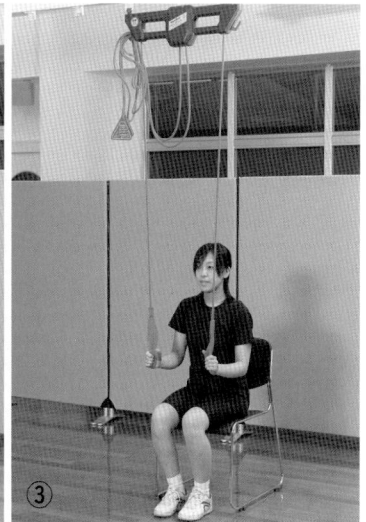

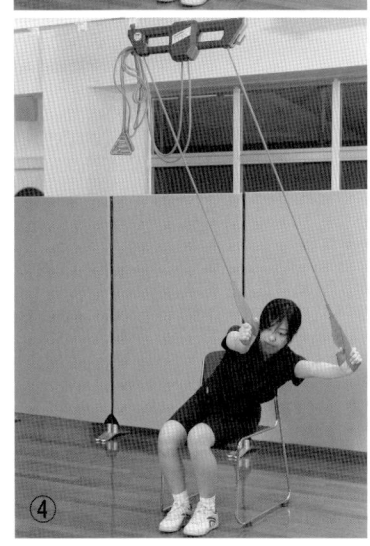

①スタートポジション
②両手を右斜め前方に出しながら，体幹を倒していきます．
③スタートポジションに戻ります．
④反対に，左斜め前方に体幹を倒していきます．
⑤スタートポジションに戻ります．

C 体幹を前方に倒しながら，左右にねじる運動

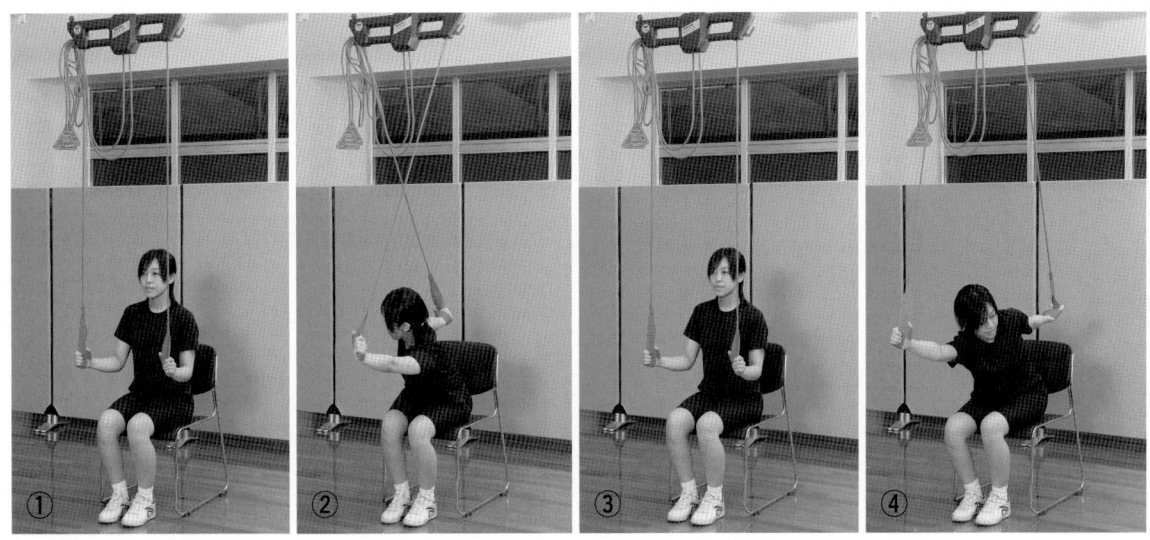

①スタートポジション
②体幹を前方に倒しながら，左手を前，右手を後ろにして体幹を右にねじります．
③スタートポジションに戻ります．
④次に，体幹を前方に倒しながら，右手を前，左手を後ろにして体幹を左にねじります．
⑤スタートポジションに戻ります．

D 両手を内から外に動かしながら，体幹を前方に倒していく運動

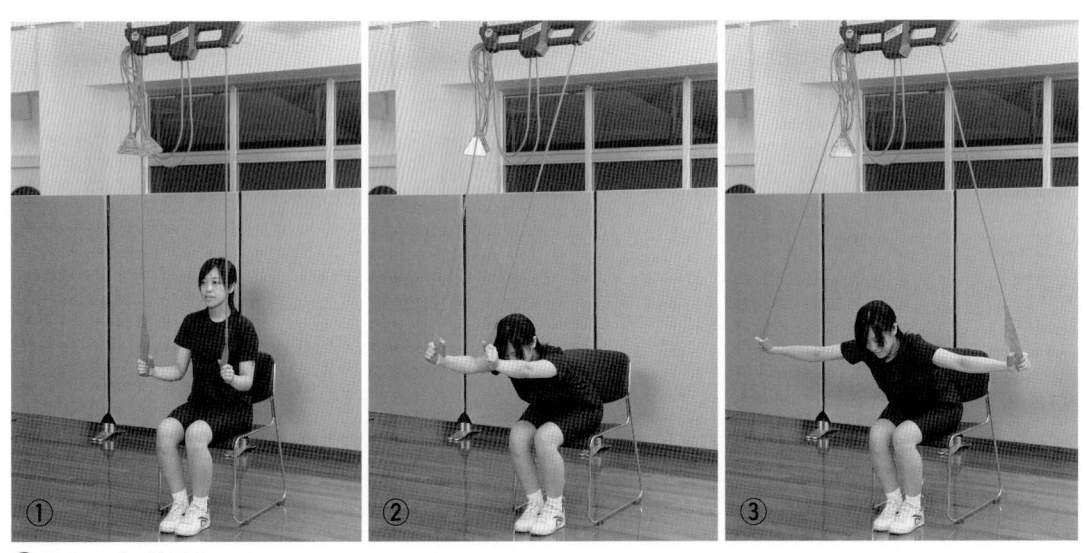

①スタートポジション
②両手を前方に出しながら，体幹を前方に倒していきます．
③平泳ぎのように両手を開きながら，体幹を起こしていきます．
④スタートポジションに戻ります．

E 両手を外から内に動かしながら，体幹を起こしていく運動

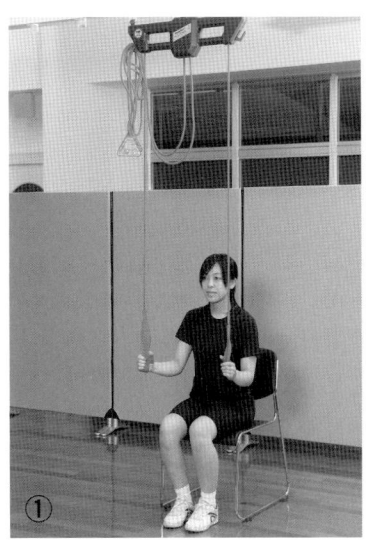

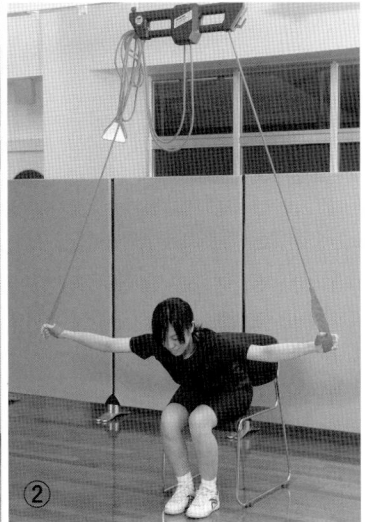

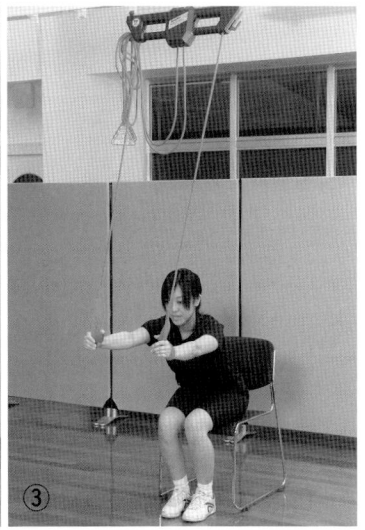

①スタートポジション
②両手を外側へ開きながら，体幹を前方に倒していきます．
③両手でものをかき集めるようにしながら，体幹を起こしていきます．
④スタートポジションに戻ります．

2. 上下肢を動かしながら行う可動域・筋（持久）力・協調性のエクササイズ

A 両手を開いたり閉じたりする運動

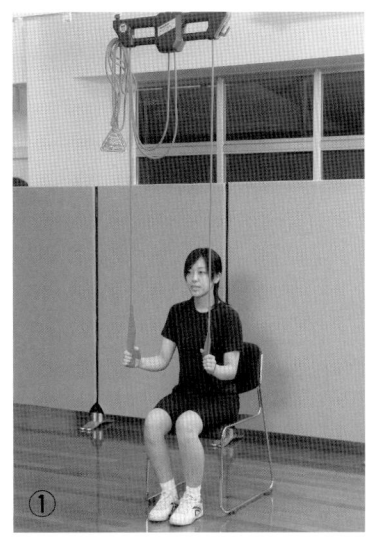

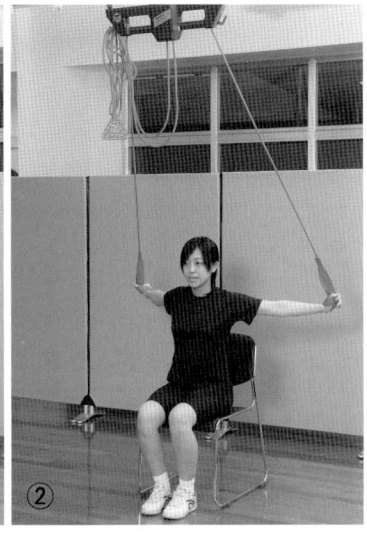

①スタートポジション
②両手を左右に大きく開いていきます．
③スタートポジションに戻ります．

B 片方ずつ手を開いたり閉じたりする運動

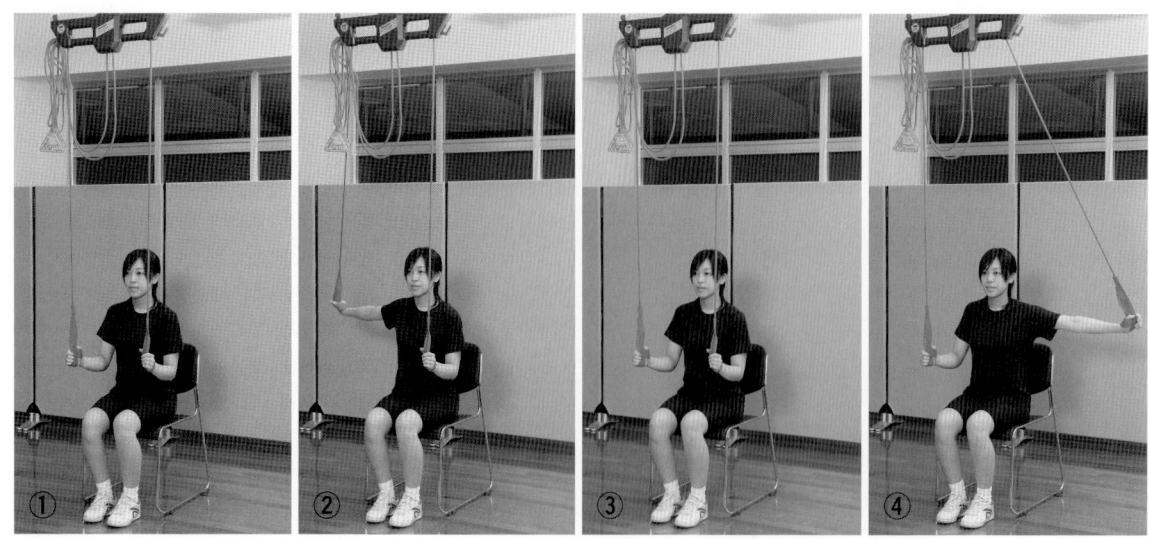

①スタートポジション
②右手を右に大きく開いていきます．
③スタートポジションに戻ります．
④左手を左に大きく開いていきます．
⑤スタートポジションに戻ります．

C 片方ずつ手を開いたり閉じたりしながら，足を連動させる運動

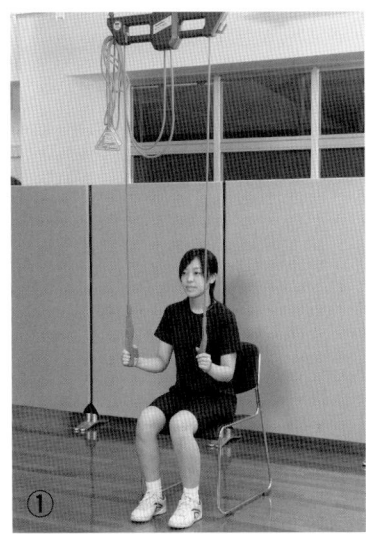

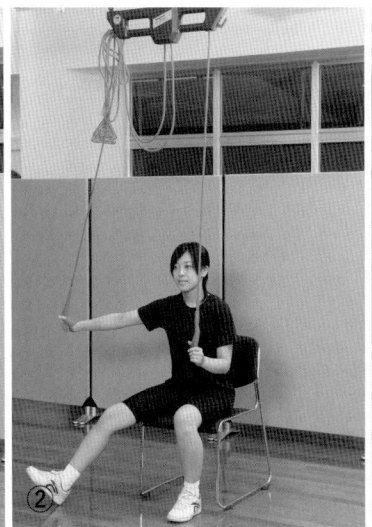

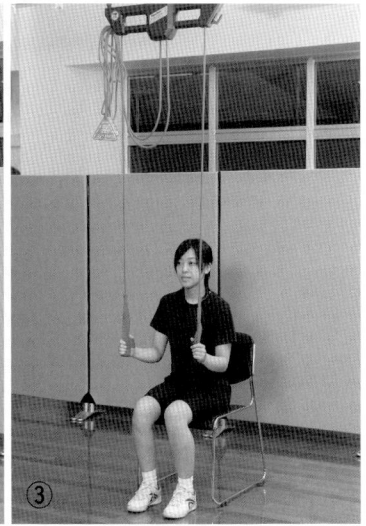

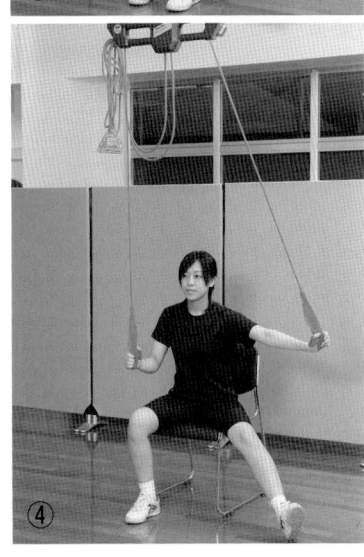

①スタートポジション
②右手を右に開きながら，右足を外に開きます．
③スタートポジションに戻ります．
④左手を左に開きながら，左足を外に開きます．
⑤スタートポジションに戻ります．

D 両手を開いたり閉じたりしながら，足を連動させる運動

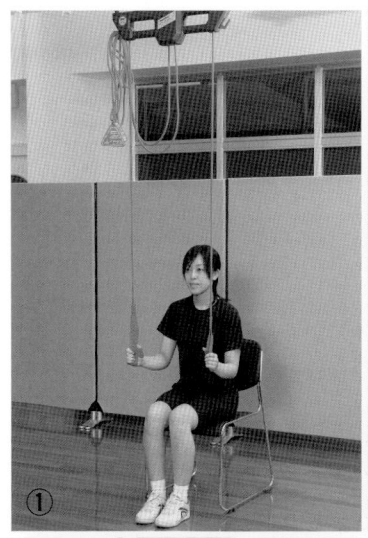

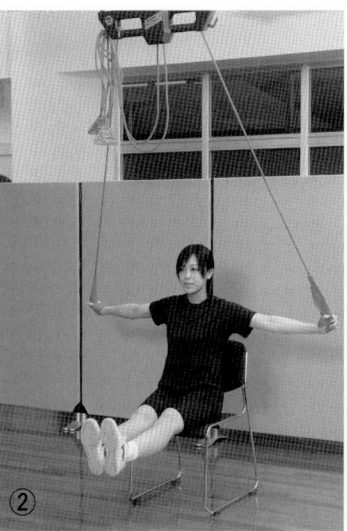

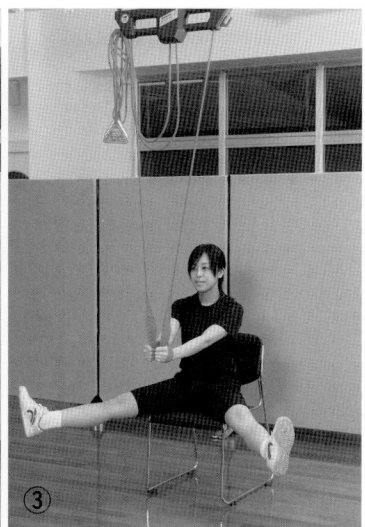

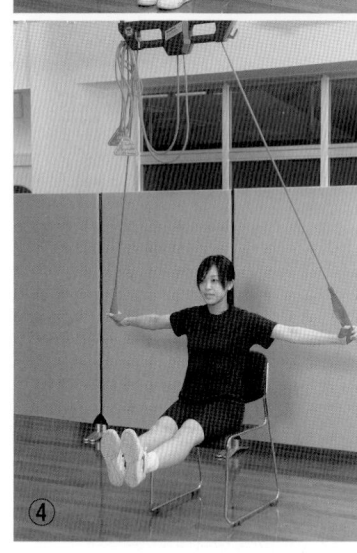

①スタートポジション
②両手を左右に大きく開き，両膝を伸ばします．
③両手を閉じて，両足を左右に大きく開きます．
④再び両手を左右に大きく開き，両足を閉じます．

E 膝を伸ばす運動

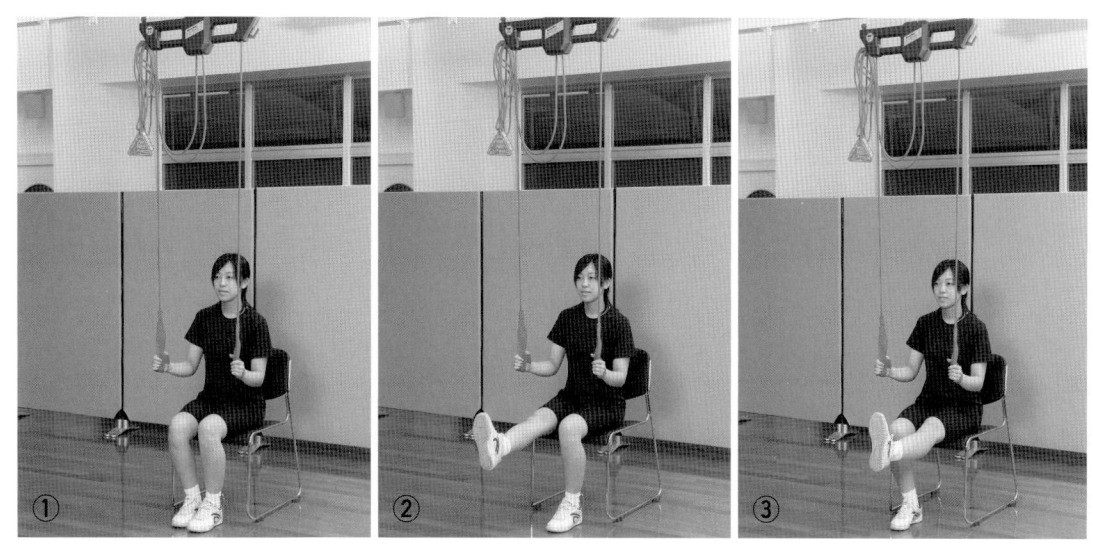

①スタートポジション
②右膝を伸ばします．
③右膝をもとに戻しながら，左膝を伸ばします．
④スタートポジションに戻ります．

F 膝を伸ばしながら，手を連動させる運動

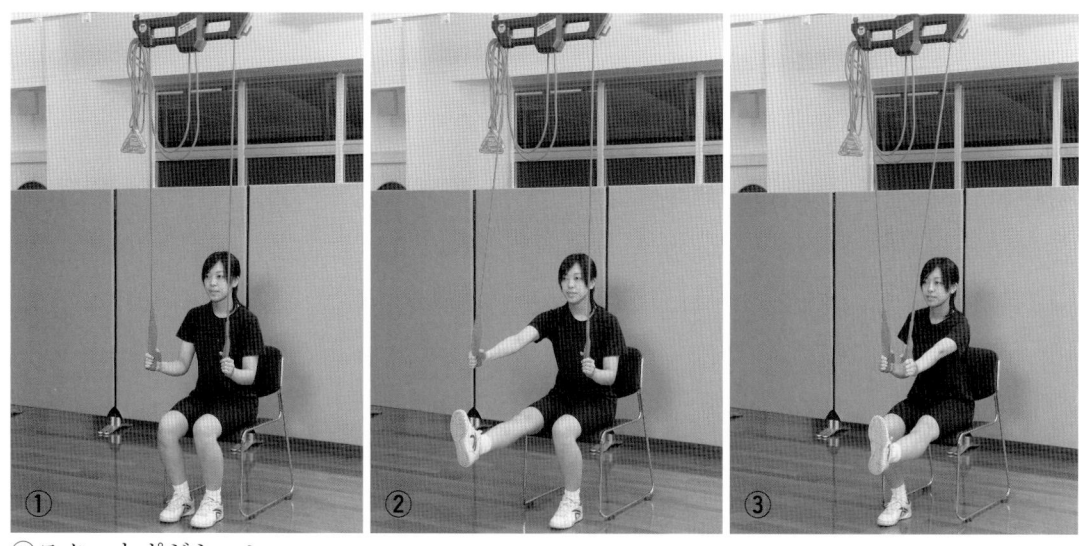

①スタートポジション
②右膝を伸ばしながら，右手を前方に出します．
③右手，右足をもとに戻しながら，反対に左膝を伸ばしながら，左手を前方に出します．
④スタートポジションに戻ります．

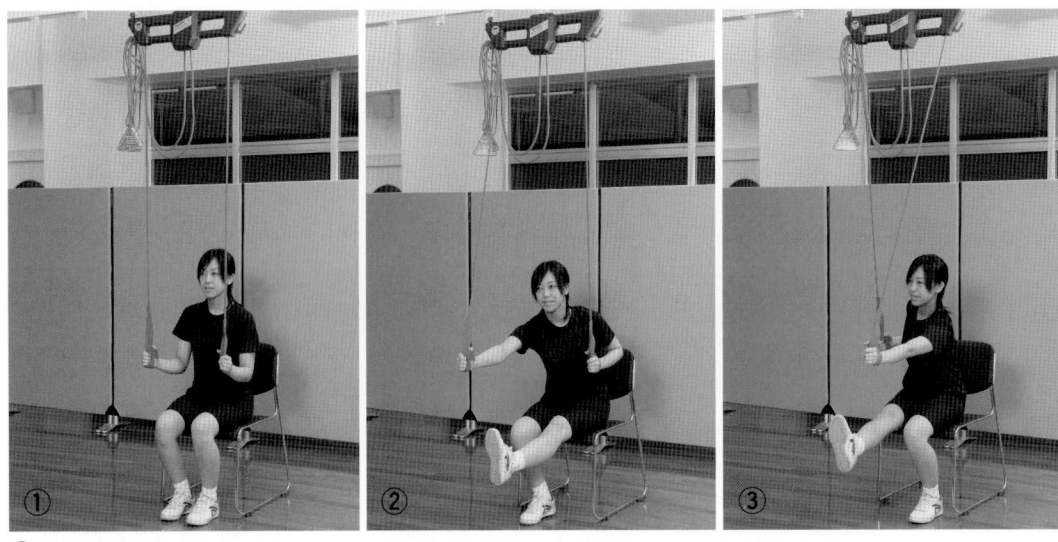

①スタートポジション
②左膝を伸ばしながら，右手を前方に出して体幹を左にねじります．
③右手，左足をもとに戻し，次は反対に右膝を伸ばしながら，左手を前方に出して体幹を右にねじります．
④スタートポジションに戻ります．

3．立位でのエクササイズ

　立位でのエクササイズは臥位，座位のときと比べてさらに不安定になり，高度なバランス能力が要求されます．健康増進，転倒予防などに効果的でしょう．また，立位から歩行へとつなげていくためにも有効です．

1．体幹スタビリティエクササイズ

　動作を行ううえで，体幹の支持性は必要不可欠な要素です．レッドコード・エクササイズでは，ロープの不安定さや，バランスボードなどを使用して床面を不安定にすることで有効に体幹の支持性を高めることができます．
　基本設定は，両手でロープを持ち，ロープの長さは肘が90°に曲がった位置になるようにします（**図 3-16**）．両手を前方へ伸ばしていきながら重心を前方へ移動していきます．SPの位置を身体の前方へ移動させるほど，負荷が大きくなります（**図 3-17**）．逆に，SPを身体の後ろに移動させるほど，負荷が小さくなりますが肩の運動範囲が広がります（**図 3-18**）．目的に合わせて，痛みのないことを確認しながら進めましょう．重心を前方へ移動していくとき，体幹と下肢が一直線になるようにします．へっぴり腰になったり，体幹が反り返ってしまうのは運動負荷が大きすぎなので，SPの位置を調節して個人に合った負荷設定をしてください．

立位でのエクササイズでは，設定方法を間違えると転倒などの危険を伴います．常に運動する方の姿勢を確認し，負担のない位置を設定することが大切です．

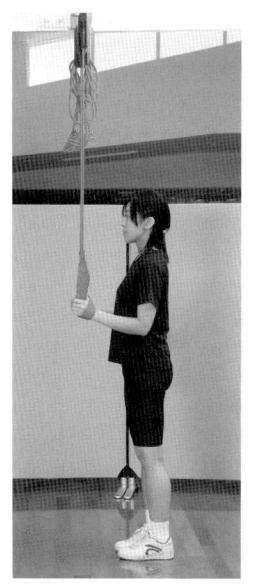

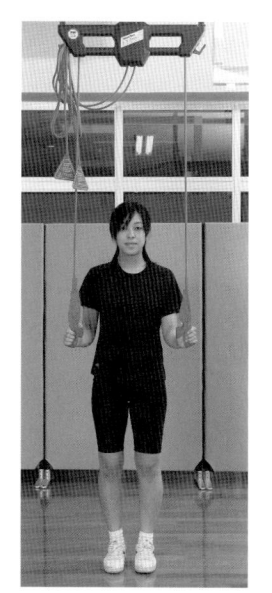

図 3-16　基本設定

図 3-17　前方への重心移動
　　　　（SP が前方のとき）

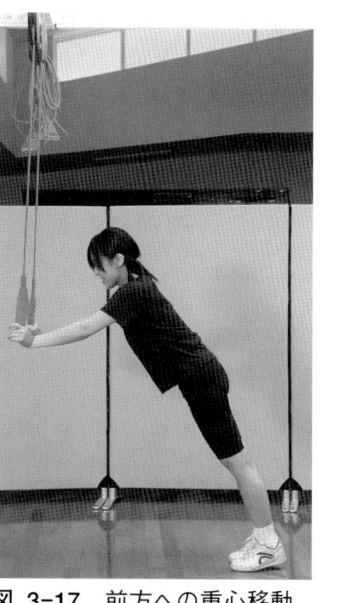

図 3-18　前方への重心移動
　　　　（SP が後方のとき）

A 両手を前方に伸ばしながら，重心を前方へ移動させる運動

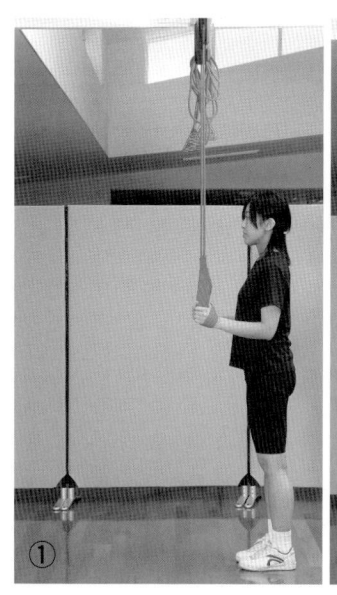

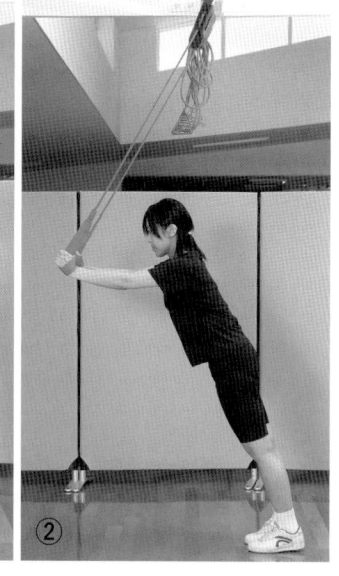

①スタートポジション
②両手を前方に伸ばしながら，重心を前方へ移動させます．
③スタートポジションに戻ります．

B 両手を斜め前方に伸ばしながら，重心を前方へ移動させる運動

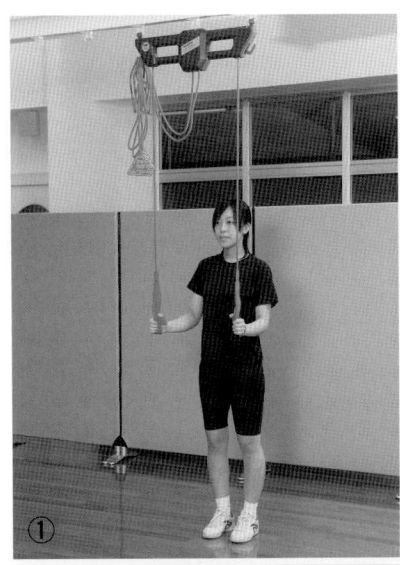

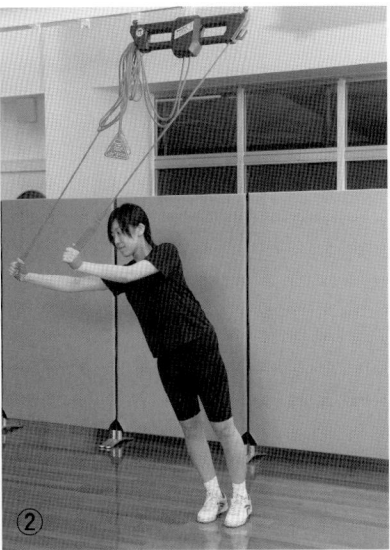

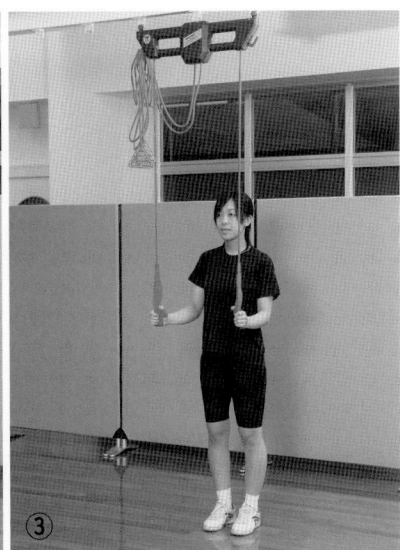

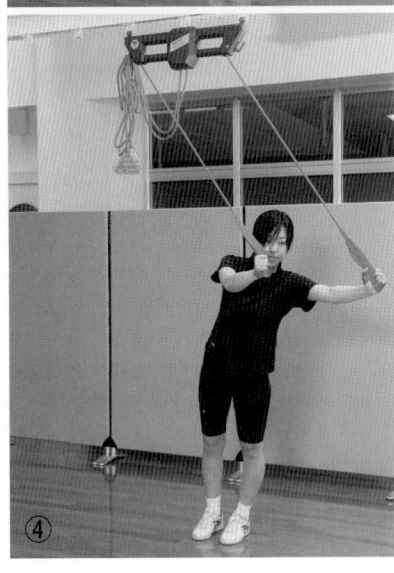

①スタートポジション
②両手を右斜め前方に伸ばしながら，重心を右前方へ移動させます．
③スタートポジションに戻ります．
④両手を左斜め前方に伸ばしながら，重心を左前方へ移動させます．
⑤スタートポジションに戻ります．

2. バランスエクササイズ

A 片足ずつ膝を持ち上げる運動

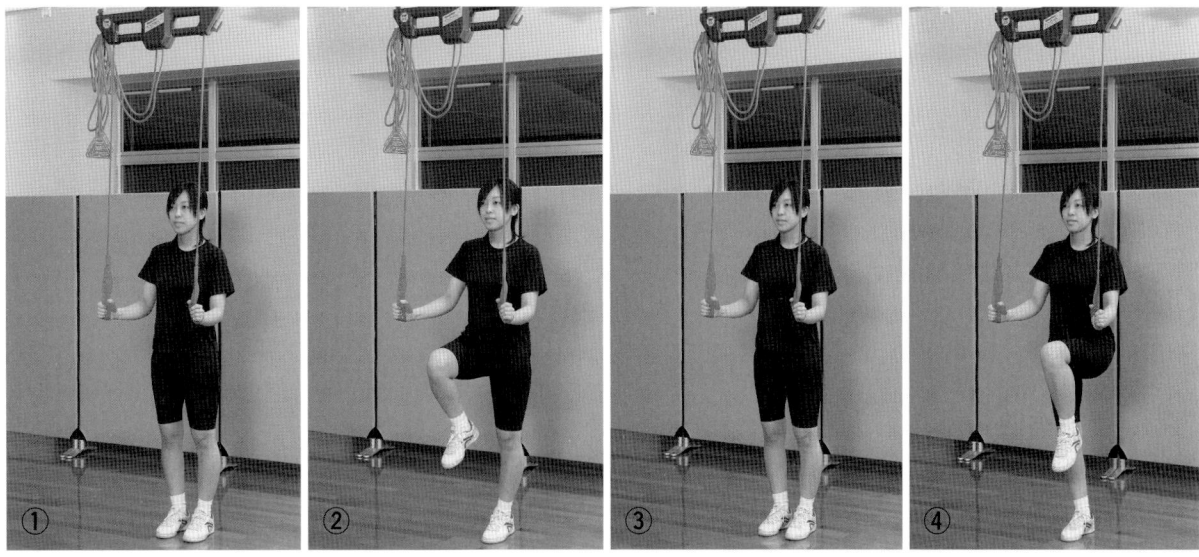

①スタートポジション
②右膝を胸につけるように持ち上げて，左足でバランスをとります．
③スタートポジションに戻ります．
④反対に左膝を胸につけるように持ち上げて，右足でバランスをとります．
⑤スタートポジションに戻ります．

B 片足ずつ足を横に上げる運動

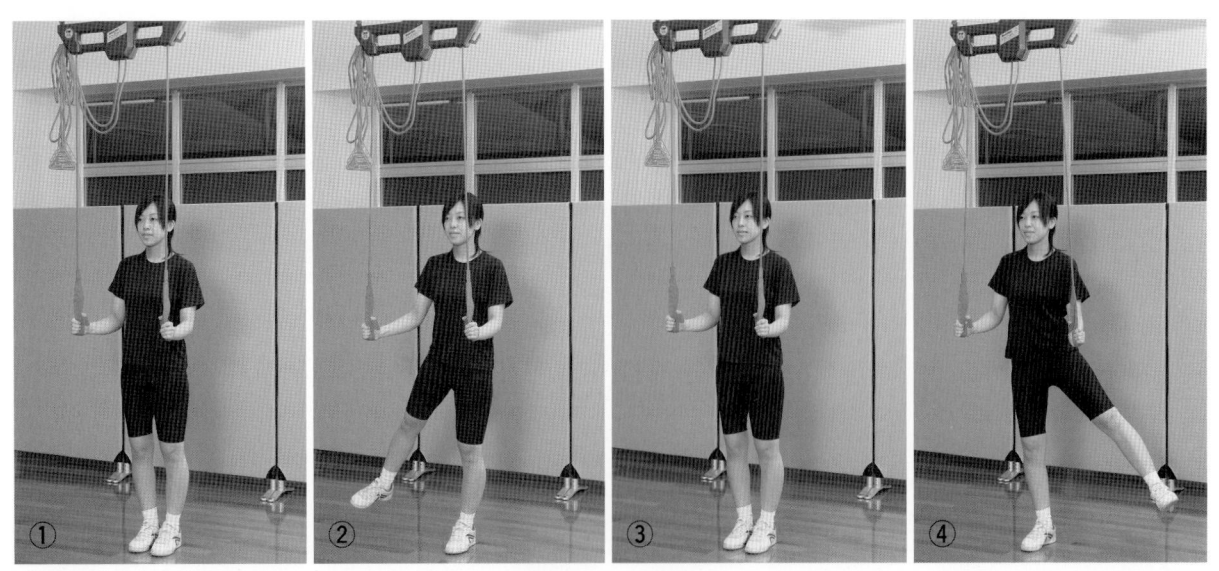

①スタートポジション
②右足を横に上げて，左足でバランスをとります．
③スタートポジションに戻ります．
④反対に左足を横に上げて，右足でバランスをとります．
⑤スタートポジションに戻ります．

C 足を前後に上げる運動

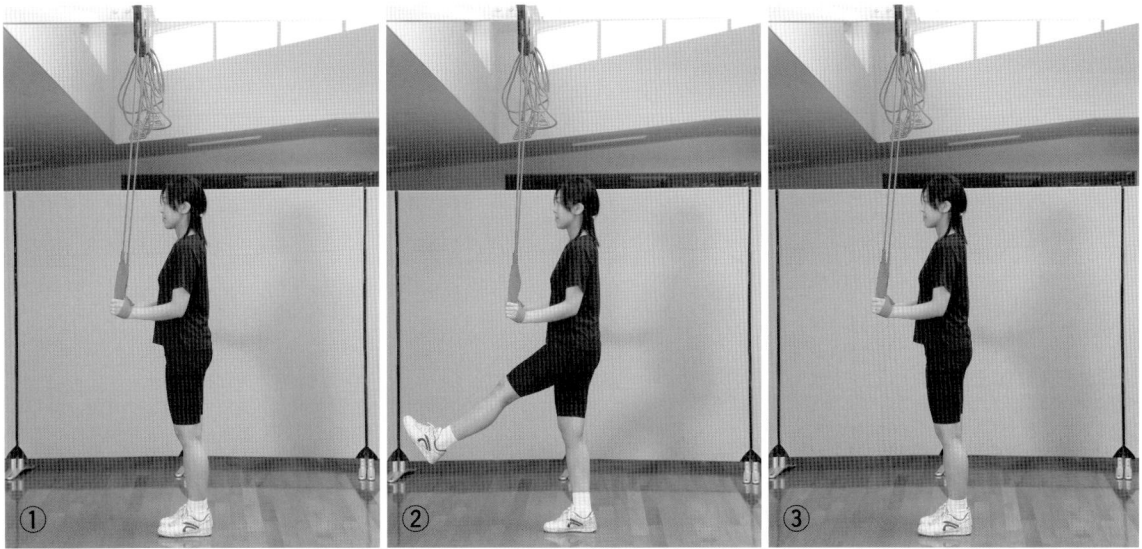

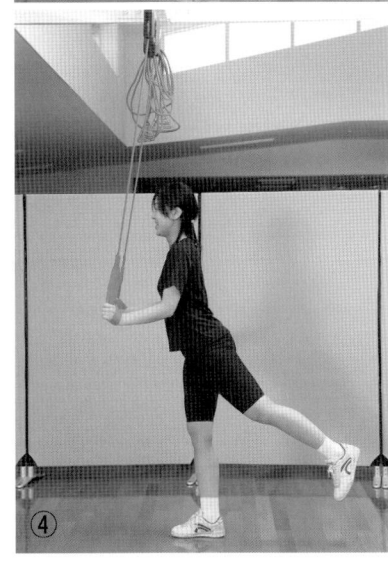

①スタートポジション
②片足を前に上げて,バランスをとります.
③スタートポジションに戻ります.
④同じ足を,次は反対に後ろに上げて,バランスをとります.
⑤スタートポジションに戻ります.
⑥反対の足でも同様に行います.

3. スクワット

A 両足をそろえて膝の曲げ伸ばしをする運動

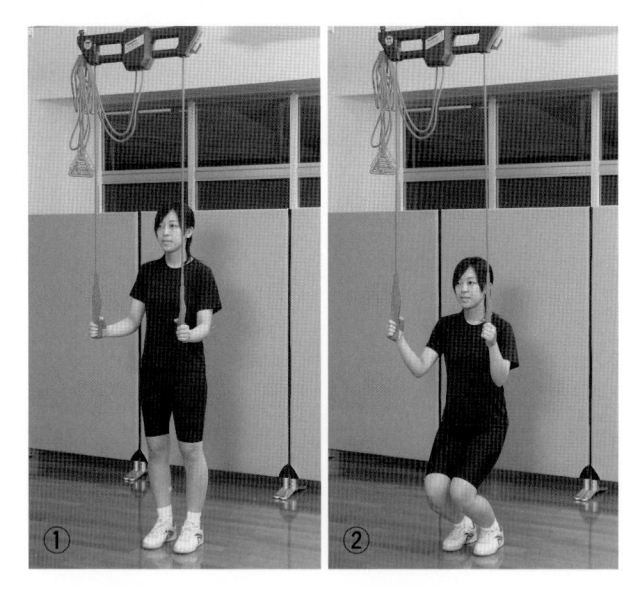

①スタートポジション
②両膝を曲げていき,止めます.
③両膝を伸ばして,スタートポジションに戻ります.

B 足を前後に開いて膝の曲げ伸ばしをする運動

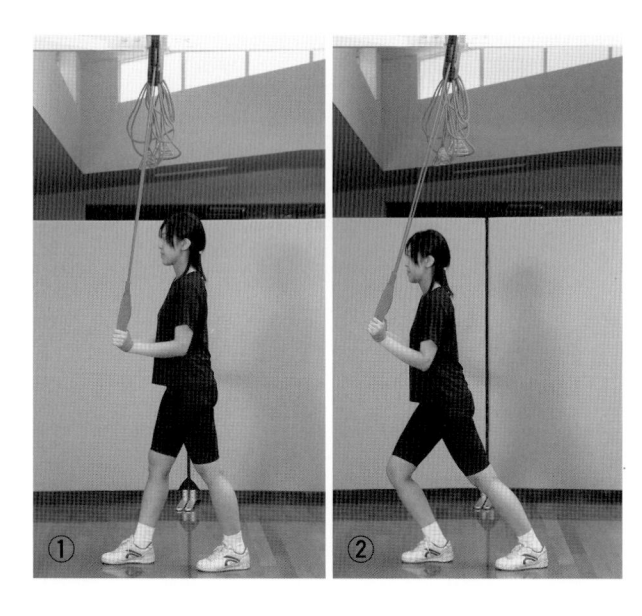

①スタートポジション.片方の足を一歩前に出します.
②両膝を曲げていきます.
③両膝を伸ばして,スタートポジションに戻ります.
④反対の足を前に出して,同様に行います.

C 上肢の運動を伴った，膝の曲げ伸ばしをする運動

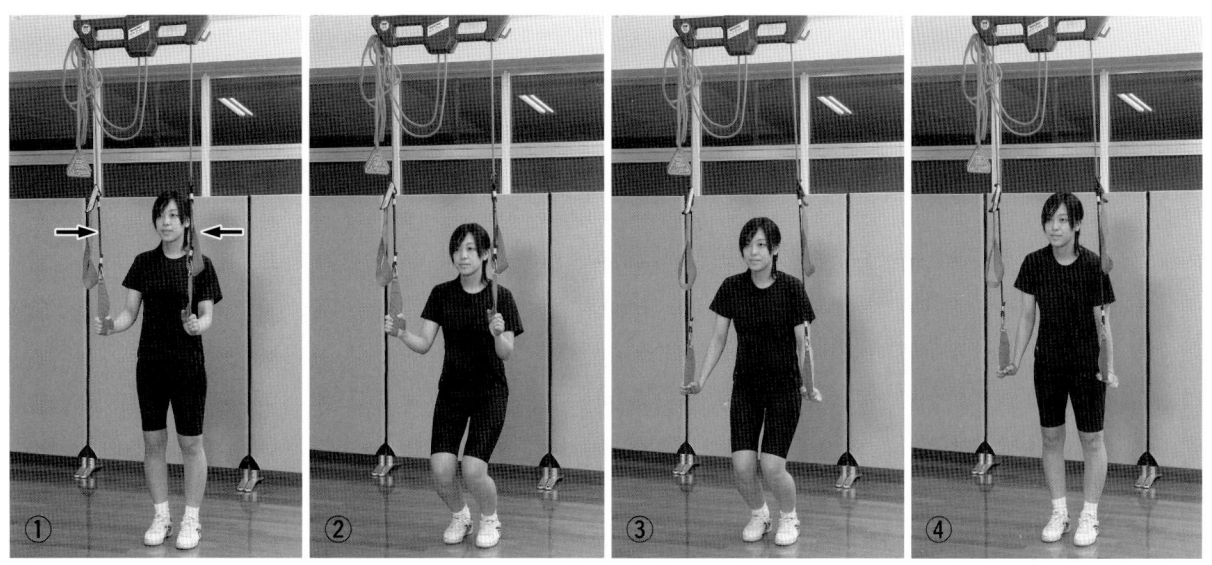

①スタートポジション．エラスティックコード（→）を使います．
②両膝を曲げていきます．
③両膝を曲げたまま，両手を下げていきます．
④両手を下げたまま，両膝を伸ばしていきます．
⑤両手をもとに戻し，スタートポジションに戻ります．

4．よりダイナミックな運動へ

　歩行や日常生活動作の獲得，もしくは健康増進や転倒予防ために，よりダイナミックで負荷の高い運動を紹介します．
　ここでは，支持基底面を変化させていく中でバランスをとったり，バランスボード（図 3-19）を用いて床面を不安定な状態にしたうえでバランスをとるような運動を行います．

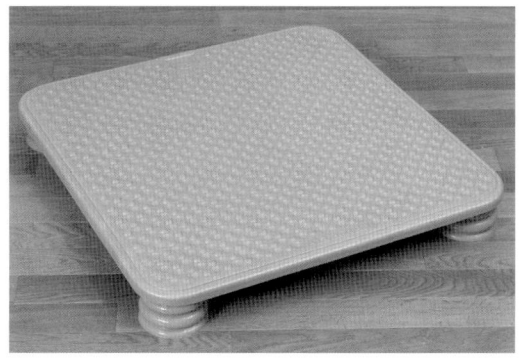

図 3-19　バランスボード

1. ステップエクササイズ

A 手を前に伸ばしながら，足を一歩前に踏み出す運動

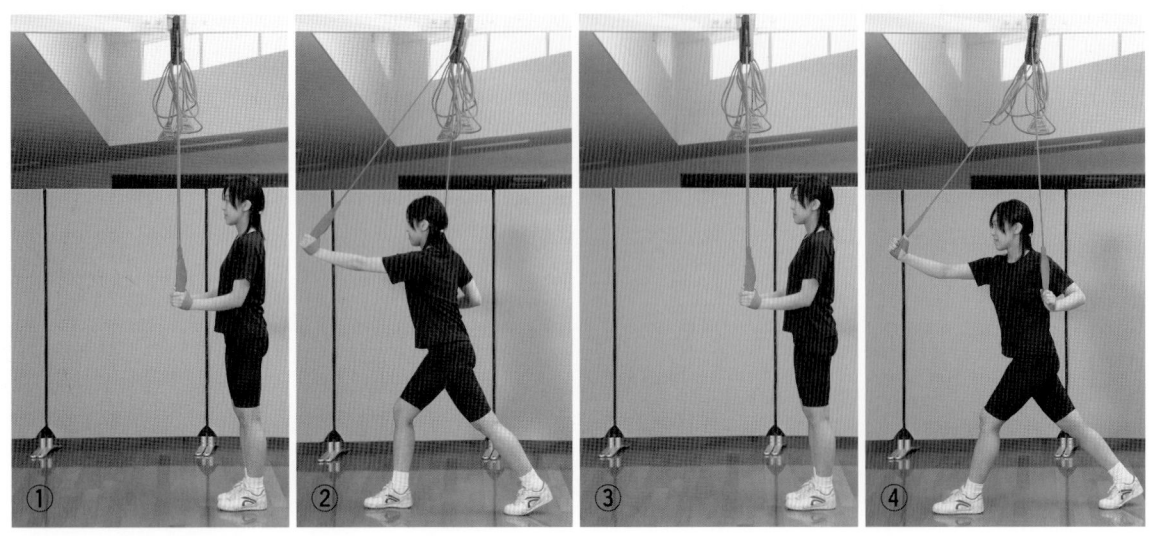

①スタートポジション
②左手を前方に伸ばしながら，右足を一歩前に出します．
③スタートポジションに戻ります．
④右手を前方に伸ばしながら，左足を一歩前に出します．
⑤スタートポジションに戻ります．

　バリエーションとして，手を動かさずに足を一歩前に出したり，出すほうの足と同側の手を前に出したりするのもよいと思います．また，一歩前に出した足を戻さずに，もう一方の足を前に出すと，より負荷が高くなります．

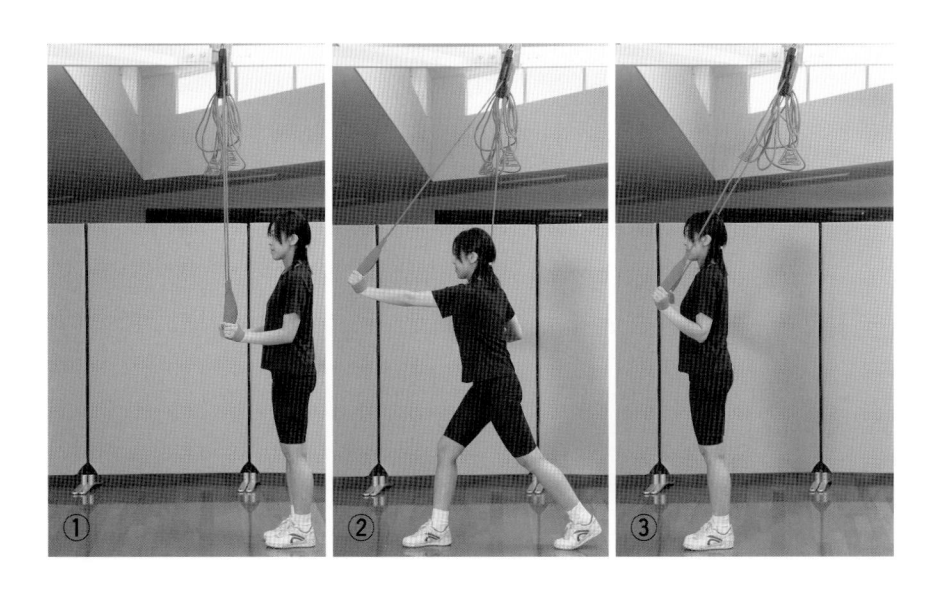

B 足を一歩横に踏み出す運動

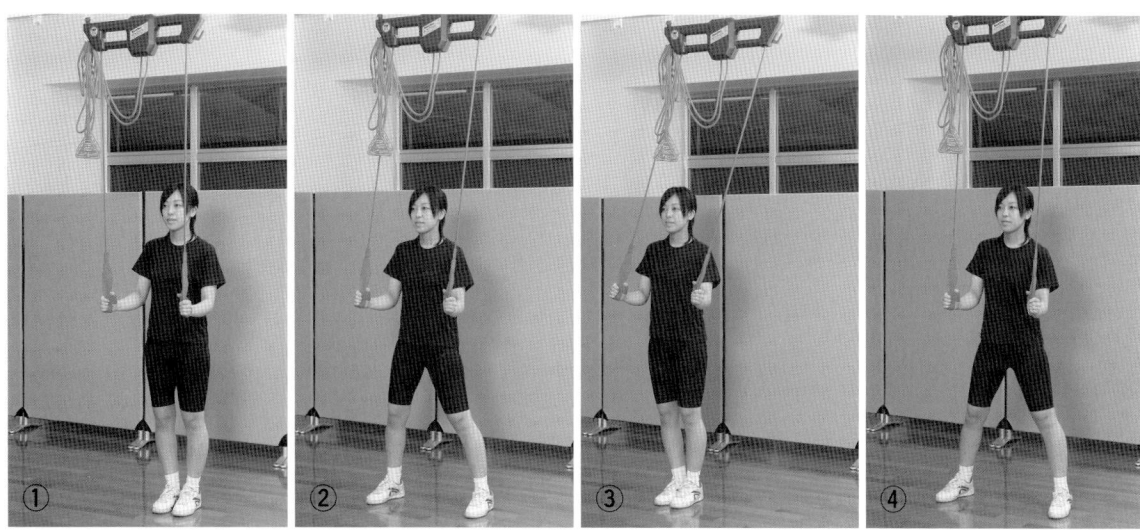

①スタートポジション
②右足を右に一歩踏み出します．
③左足を右足につけるように横に移動します．
④左足を左に一歩踏み出します．
⑤右足を左足につけるように横に移動させて，スタートポジションに戻ります．

C 足を一歩後ろに踏み出す運動

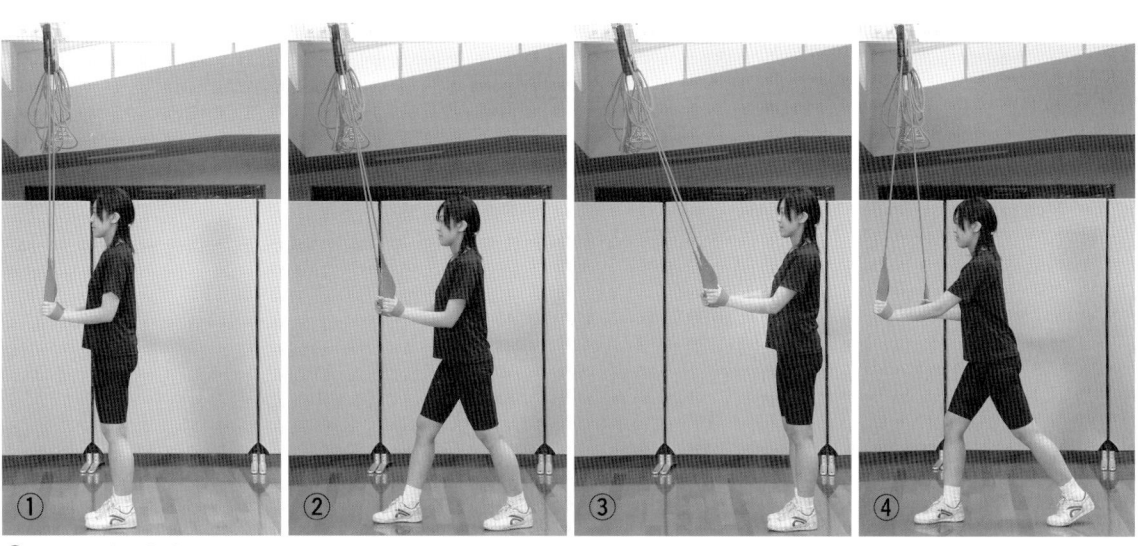

①スタートポジション
②左足を一歩後ろに踏み出します．
③さらに右足を後ろに動かし，一歩後ろに移動します．
④右足を一歩前に踏み出します．
⑤左足も前に動かし，スタートポジションに戻ります．

2. バランスボードを用いたエクササイズ

A 足踏みをする運動

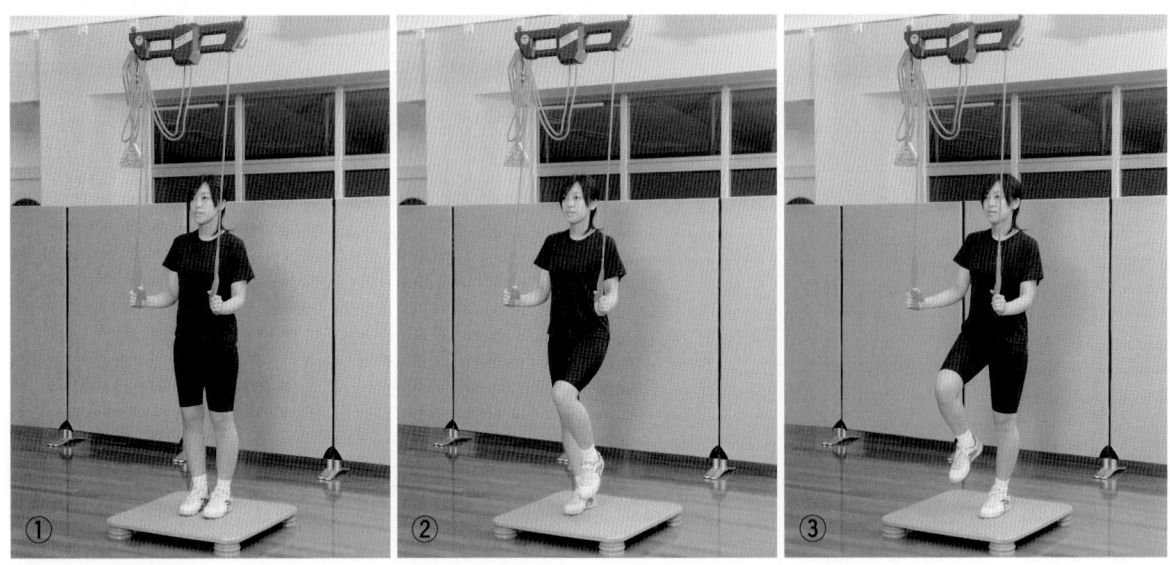

①スタートポジション
②左足を上げます．
③左足を下げて，右足を上げます．②と③を交互に繰り返します．

B バランスボードを前後に乗り越える運動

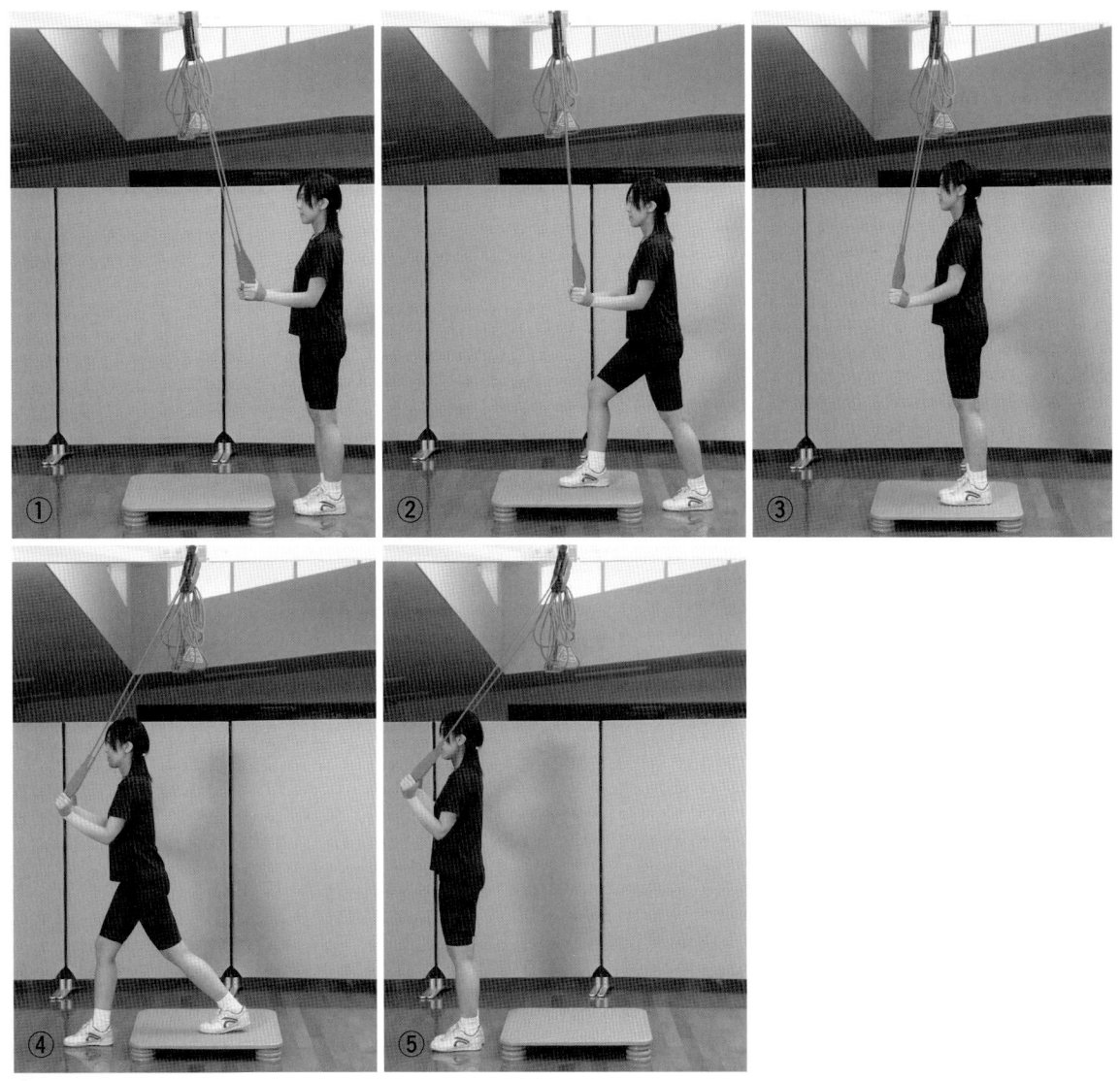

①スタートポジション
②右足を一歩前に出して，バランスボードの上に乗せます．
③左足を前に出して，バランスボードの上に乗ります．
④右足を一歩前に出して，バランスボードの下に降ろします．
⑤左足を前に出して，バランスボードから降ります．
⑥同様に後ろに移動しながら，バランスボードを乗り越えていきます．

C バランスボードを左右に乗り越える運動

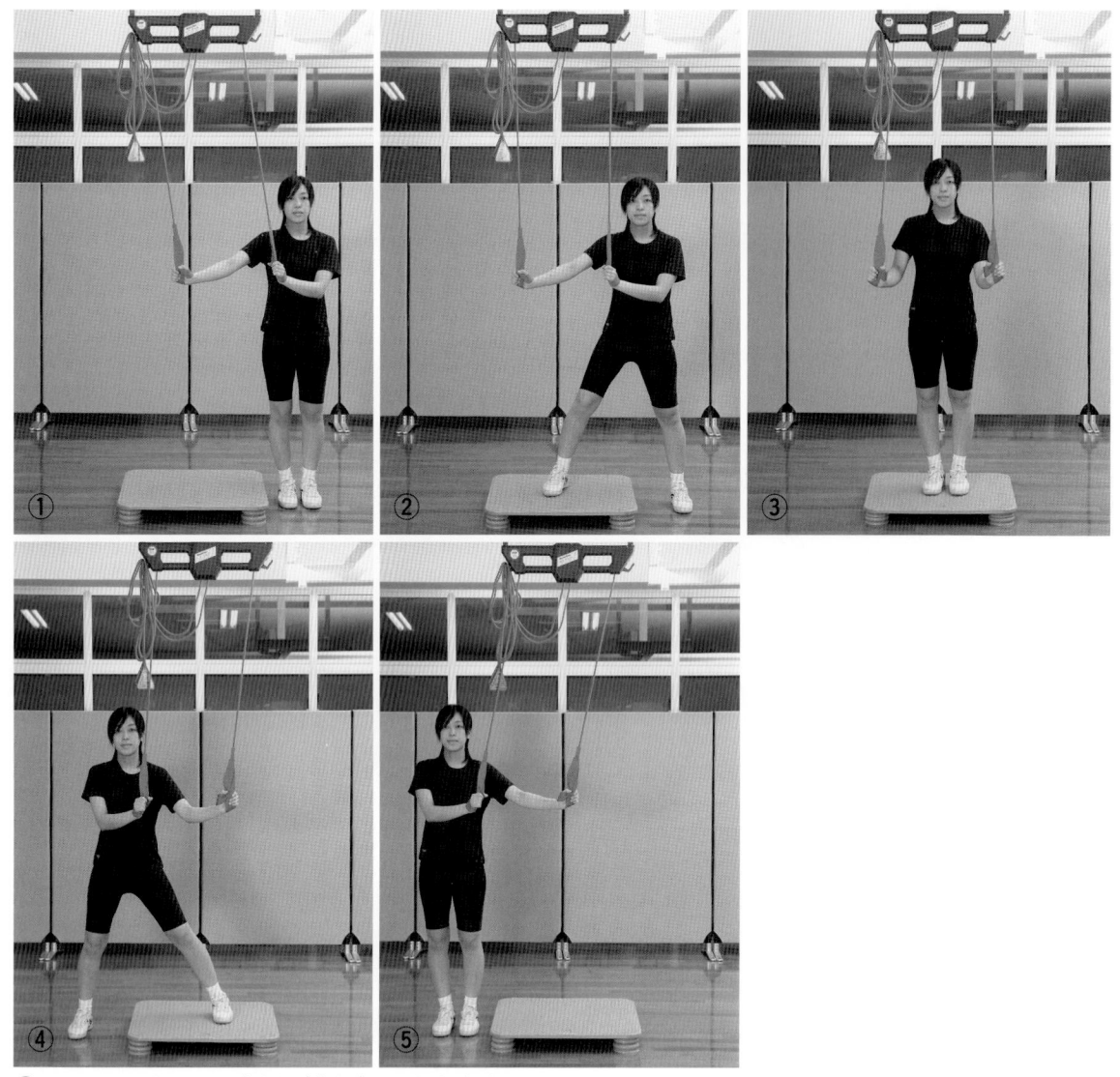

①バランスボードの左側（右側）に立ちます．
②右足（左足）を一歩右（左）に出して，バランスボードの上に乗せます．
③左足（右足）を右（左）に動かして，バランスボードの上に乗ります．
④右足（左足）を一歩右（左）に出して，バランスボードから降ろします．
⑤左足（右足）を右（左）に動かして，バランスボードから降ります．

D 膝をバランスボードにつけてから立ち上がる運動

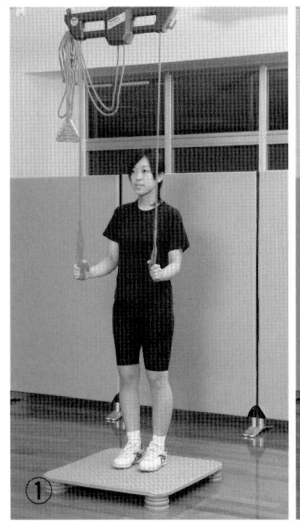

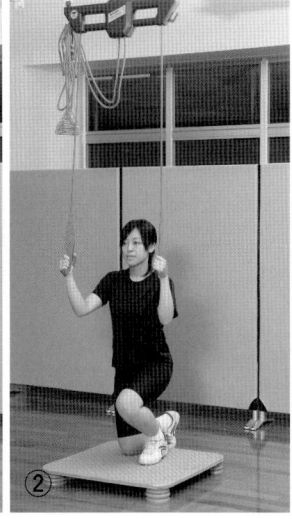

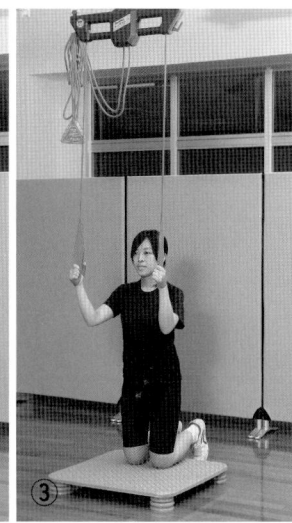

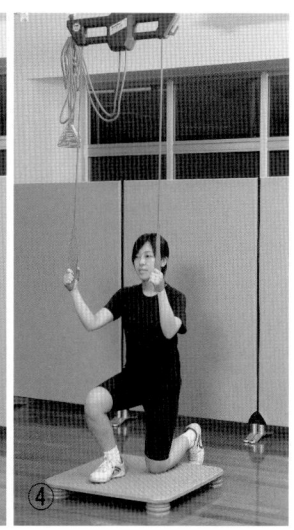

①スタートポジション
②右膝を曲げて，バランスボードにつけます．
③左膝を曲げて，バランスボードにつけます．
④右膝を立てます．
⑤左膝を立てて，スタートポジションに戻ります．

5．音楽を上手に使って

　グループエクササイズを行うときは，音楽をかけながら行うとよいでしょう．選曲は，自分が好きなジャンルの音楽でよいです．そして，グループエクササイズの参加者の構成を考慮します．脳血管障害のグループなのか，健康増進のグループなのかで，選曲は変わってきます．特に参加者の年齢，運動機能を考慮しましょう．

　曲調は，目的とする運動のテンポに適していて，運動を奨励するようなものを選びましょう．グループエクササイズのプログラム構成として，ウォーミングアップから徐々に負荷を上げていき，最大負荷に達したら徐々に負荷を下げていき，最後はリラックスして終わります．ですから，曲調もスローテンポから徐々にテンポアップしていき，最大負荷がかかるところではやる気が出る曲にするとよいでしょう．そして，最後リラックスさせたいときには癒されるような曲にします．

　グループエクササイズで音楽を使うときは，エクササイズを行うたびに曲を変えてしまうよりは，10回くらいは同じ曲で行うほうが効果的であると考えます．繰り返し行うことで参加者が曲と運動を覚えて，曲に合わせて身体が勝手に動くような感覚になるからです．

　音楽を使うことで，より高い運動効果が期待できます．音楽を上手に使ってエクササイズが楽しくなるようにしましょう．

第Ⅳ章 レッドコード・エクササイズの基礎知識

1．レッドコード・エクササイズの歴史的変遷

　レッドコード・エクササイズとは吊り帯（スリング）を使用してトレーニングするものと考えてください．この「吊る」という行為には，「重力が身体にかかる量を調整する」という意味があります．日常生活に不自由が生じると，「筋力が落ちてしまったから」と解釈する人が多いのではないかと思います．確かに筋力の低下も不自由になる一つの要因ではありますが，では筋力をつければもとに戻るかというと，そうはいきません．この筋力については後に説明しますが，スリングの「吊る」は，筋力低下を助けるものだけではなく，不自由になった動きから正常な動きを再び獲得するために必要な身体の正しい位置を理解してもらい，身体の負担を軽くするための「吊る」であると理解してください．

　スリングという考え方の歴史は古く，長期間にわたって使用されてきた経緯があります．スリングの歴史をひもとくと，第二次世界大戦前にドイツのThomsenが「Schlingentisch」というスリングテーブルをつくったのが最初だといわれています．このスリングテーブルは第二次世界大戦の間，傷ついた軍人を扱うために使われ，そこで使われる技術を「Thomsen-Tisch」とよんでいたようです．しかし，このスリングテーブルはあまり機能的でなかったという報告が後にされています．この戦争後にヨーロッパで大流行したポリオによる両麻痺は，社会的にも大きな問題となりました．今から70年ほど前，1940年代前半にGuthrie-Smithが，戦傷者の痛みと不安を取り除き効果的な運動をしやすくするために懸垂訓練装置を考案しました（**図4-1**）．**図4-1A**はThomsenとGuthrie-Smithが最初に考案したもので，**図4-1B**はその発展形です．特に**図4-1B**は重力が除去されているのが特徴といえます．

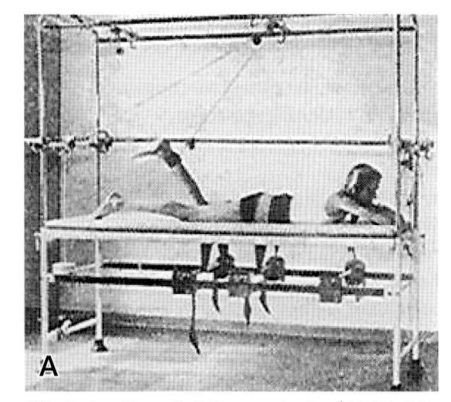

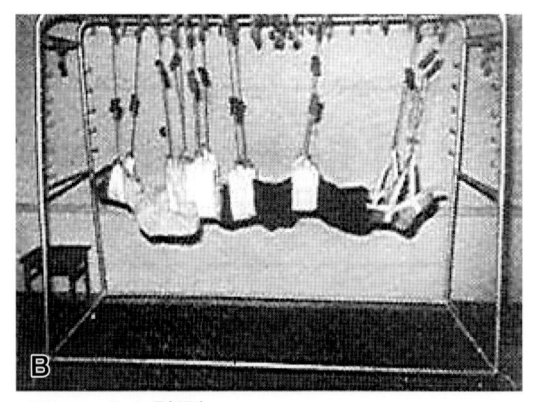

図 4-1　Der Schlingentisch（1989 Werner Wenk. から引用）

この考案の背景には，懸垂により上下肢を重力に釣り合わせることや，摩擦を避け，上下肢を自由に動かせるようにするために空間挙上が必要であったこと，運動軸の正確な固定が必要だったことなどが挙げられています．またスリングを使用することで，挙上肢位でのリラクゼーションや運動の再教育を目標にすることができたと思われます．当時の治療・訓練は，他動運動（人に動かしてもらって行う運動）から自動運動（自ら動かして行う運動），そして抵抗運動へと進められ，粗大運動から特定の筋を用いる巧緻運動まで行わせたようです．このような理学療法は現在に伝承されています．その後，懸垂訓練装置は戦傷者の外傷を中心とした理学療法だけではなく，さまざまな疾患の治療および障害の改善を目的として，骨折後の後療法，拘縮した関節の改善，脊柱をはじめとする関節モビリゼーションなどにも用いられました[3]．

　このような歴史的背景から1992年ノルウェーのPlankeにより考案されたノルディスクスリングは，簡便で操作がしやすく，さまざまな疾患に対応でき，治療者・指導者の創造性が最大限に生かせるツールであることが特徴的です．

　ノルウェーでは，国家を上げて予防医学に力を入れており，労働災害予防（腰痛，肩こり防止），生活習慣病予防（健康，体力増進）に役立ち，天井にフックを取りつけるだけで使用可能なレッドコードトレーナー®は診療所・病院から家庭まで簡単に扱え，グループでも用いることのできる機器として急速に普及しています（図4-2～図4-5）．

　その背景には，機器自体が簡便化され扱いやすくなったことに加え，①使用方法（マニュアル）と付属品の発案に医師や理学療法士の意見を採り入れ活用したこと[5]，②保健医療の流れが，病院や診療所の治療からホームエクササイズに重点を置きだし，家庭でも簡便に使用できるツールが必要だったこと，③コンピュータプログラムを開発・作成し，必要な治療プログラムをレッドコード・エクササイズを理解している理学療法士が選択しプリントアウトすることにより，病院・診療所からホームエクササイズへのスムーズな移行が可能になったことが挙げられます．

　レッドコード・エクササイズでは，患者の弱い部分（weak link：一部分に弱い場所があると，その部分だけではなく他の部分にも影響を及ぼす．つまり弱い部分をカバーするために，過剰に働いている部分もある．そのつながりをレッドコード・エクササイズでは見つけやすくしている）を特定でき，治療部位が明確になります．さらには疾患対象を選ばないため，現在レッドコードトレーナー®は，ノルウェーのリハビリテーションクリニックの90％で設置されており，オスロ国立オリンピック訓練センターや学校，託児所，企業でも使用されています．近年，レッドコード・エクサ

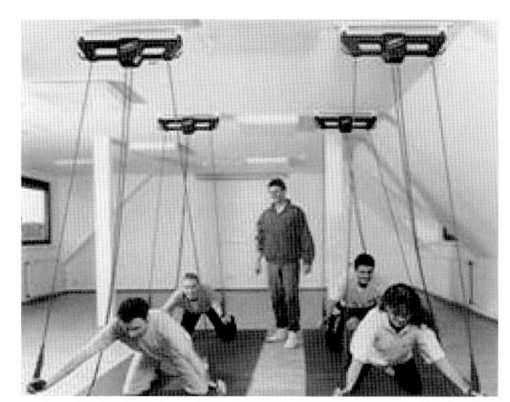

図 4-2　グループトレーニング

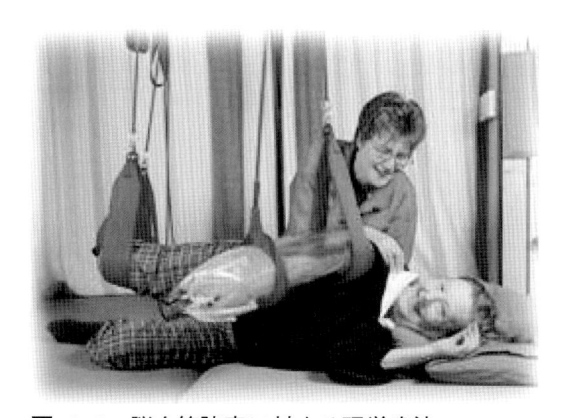

図 4-3　脳血管障害に対する理学療法

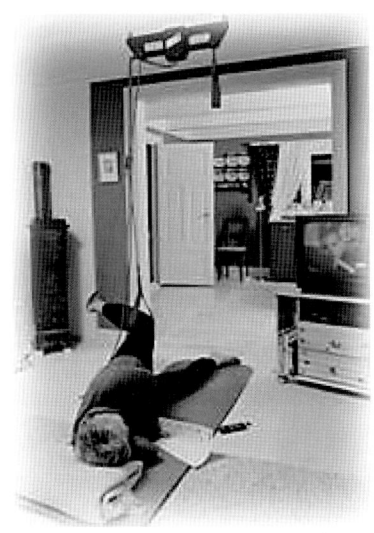

図 4-4 ホームエクササイズ

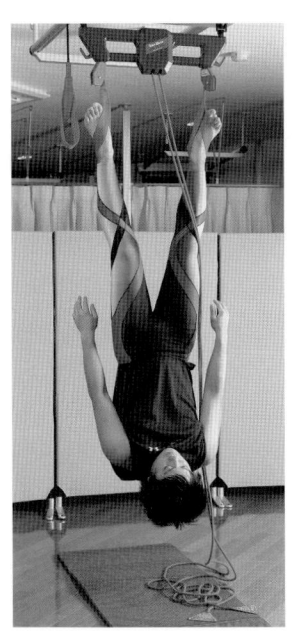

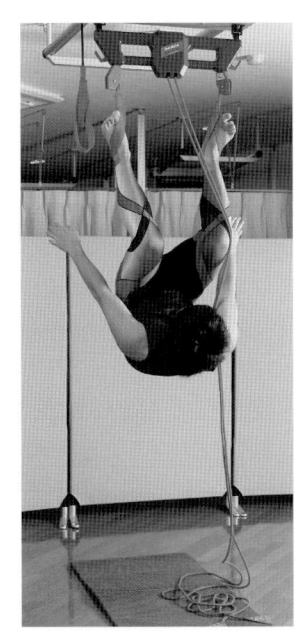

図 4-5 スポーツトレーニング

サイズの教育はノルウェーではもちろんのこと，世界各国の理学療法士養成校で行われています．ちなみに日本国内の理学療法教育には私たちが最初に導入しました．

レッドコードトレーナー®は現在，フィンランド，スウェーデン，イタリア，オーストリア，ドイツ，ハンガリー，アイルランド，イスラエル，アメリカ，オーストラリア，韓国，日本などの国に輸出されています．そしてヨーロッパ，アメリカ，日本とオーストラリアで特許を取り，世界的に登録されたデザインとなっています．福祉先進国のノルウェーでの実践は，急速な高齢社会を形成しつつあるわが国でも同様な動きがあると考えてよいと思います．

2. レッドコード・エクササイズを進めるにあたっての理論背景

A 今までの研究報告から

レッドコード・エクササイズは重力をコントロールしたり，治療部位を明確にするためのツールです．その治療やトレーニングの目標は，固定性（または安定性）と運動性を兼ね備えた動きを獲得させることにあると考えてください．安定性，運動性についての報告は腰部における研究が多くみられます．この腰部というのは，人の日常生活の基本的な活動を行ううえで重要な部分であるため，腰部についての先行研究を検討しながらレッドコード・エクササイズの理論背景を説明していきたいと思います．腰部の研究のほとんどは腰痛に関連しており，この中からレッドコード・エクササイズを進めていく基礎理論を見いだしているので，よく理解してほしいと思います．

腰痛についての研究結果をいくつかのカテゴリーに分類すると，慢性腰痛になることにより腰部筋の萎縮が生じると報告されています[6〜11]．また筋組成の変化によって腰痛が生じるとする報告[9,12〜14]があります．さらに，腰痛患者の筋力と持久力が低下するとした報告[15〜20]もあります．これらの報告は，世界的にもレベルの高い論文に発表されたもので，腰痛患者に対する筋収縮訓練（運動する）

の必要性を示す基礎理論となっているのです．最近では，人が運動するために必要な各関節の位置を示すセンサーである固有受容感覚に機能低下が生じているという報告もあるのです．この報告は，従来は腰痛が生じた場合に医療機関を受診し，訓練および治療がなされていましたが，病院に行くまでもない軽い症状の人でも運動訓練の必要性が示される根拠となっているのです．

B local muscle（固定筋）と global muscle（動作筋）

Bergmark[21]は Vleeming ら[22]が報告した force closure という考え方に加え，脊柱筋の機能別評価により，local muscle（固定筋）と global muscle（動作筋）に分類しています．local muscle は脊柱のある領域を安定させる役割をもつので，すべての運動において重要であると報告されています．ここがポイントになります．

したがって骨盤および脊柱の評価は，いきなり「動き」をみるのではなく，まず脊柱の安定性（固定性）をみることが必要です．すなわち global muscle を評価する前に local muscle を評価することが重要なのです．local muscle と global muscle の関係は，まず local muscle による固定がなされた後，global muscle による動きが生じるという考え方があります．脊柱でいう global muscle とは，体幹の前面にある筋肉では腹直筋，腹斜筋，腸腰筋があり，後面では脊柱起立筋，腸肋筋，腰方形筋があります．これに対して local muscle は多裂筋と腹横筋です（図 4-10）．従来の教科書では，多裂筋は体幹の回旋に関与するとされてきましたが，近年では回旋にはわずか 1％程度の関与しかなく，脊柱の固定筋として考えるほうが妥当であるという考え方が定着してきました．また腹横筋についても一昔前の教科書には強制呼気筋と書かれており，息を吐いてさらに「はあー」と強制的に息を吐くときに働く筋と説明され，呼吸に関与する筋肉（呼吸筋）の一つでした．しかし近年の研究で，体幹の固定に働くという新しい機能が発見されました．ここ数年での新しい発見は，運動を指導する際に大きな変化をもたらしました．また多裂筋と腹横筋の関係についても研究されています．Jull ら[23]によると，多裂筋の強化を目標とした場合，腹横筋を強化することで可能になると報告されています．このことから一つの方法として，多裂筋を直接強化するのではなく，腹横筋からの強化を検討すべきであることが示唆されているのです．これがレッドコード・エクササイズを行っていくうえでの大きな基礎理論になります．

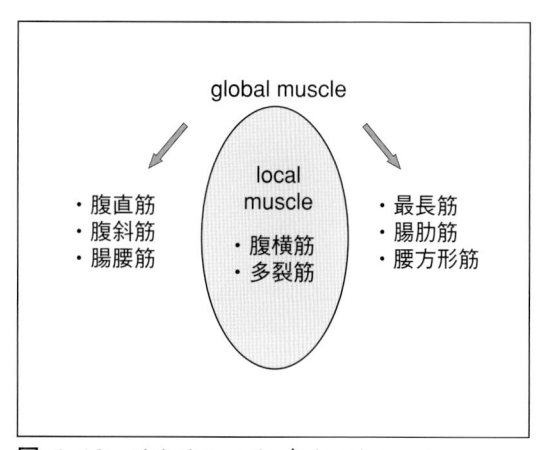

```
                    global muscle
                ↙                    ↘
        ・腹直筋      ┌─────────┐      ・最長筋
        ・腹斜筋      │  local  │      ・腸肋筋
        ・腸腰筋      │ muscle  │      ・腰方形筋
                      │ ・腹横筋 │
                      │ ・多裂筋 │
                      └─────────┘
```

図 4-10　global muscle と local muscle

Cresswellら[24)]によると，腹横筋は，上肢のすばやい動きを要求したとき，上肢の動きに先駆けて収縮すると報告されています．また速い下肢の運動においても，運動に先駆けて腹横筋が収縮するとも報告されています[25)]．Hodgesら[26)]は，腰痛がある患者とない場合（健常者）で，上肢運動時の体幹の筋収縮の違いを検討しています．この結果，肩関節の屈曲・外転・伸展の各運動を行う際，健常者の場合，腹横筋の収縮は三角筋（肩の筋肉で三角筋前部線維は肩関節屈曲に，三角筋中部線維は肩関節外転に，三角筋後部線維は肩関節伸展に働く）の活動に先駆けて開始し，さらには腹横筋の収縮に反応して多裂筋の収縮が生じると報告しています．

　図 4-11 を確認してください．肩関節屈曲の場合，腹横筋は三角筋前部線維が反応する（運動を開始するために収縮する）前に反応していることが理解できると思います．同様に肩関節外転時や伸展時にも，腹横筋がその他の筋の反応に先立って収縮しているのがわかります．

　腹横筋が手足の運動に先立って収縮することが，腰痛のない健常者の反応なのです．

　これに対して慢性腰痛患者では，三角筋の収縮が起こっても腹横筋の反応がなく，遅れて収縮が開始することがわかります（図 4-12）．local muscleである腹横筋が収縮せずに，global muscleが動き出しており，つまり体幹の固定性が高まらないまま，運動が開始してしまうと解釈できます．

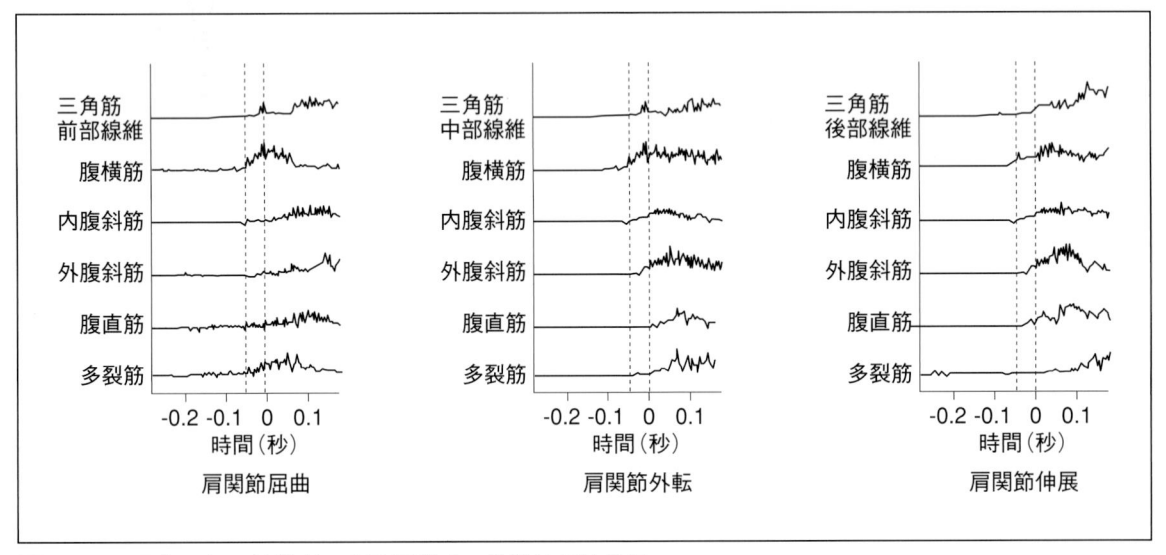

図 4-11　腰痛のない健常者の上肢運動時の体幹筋収縮分析

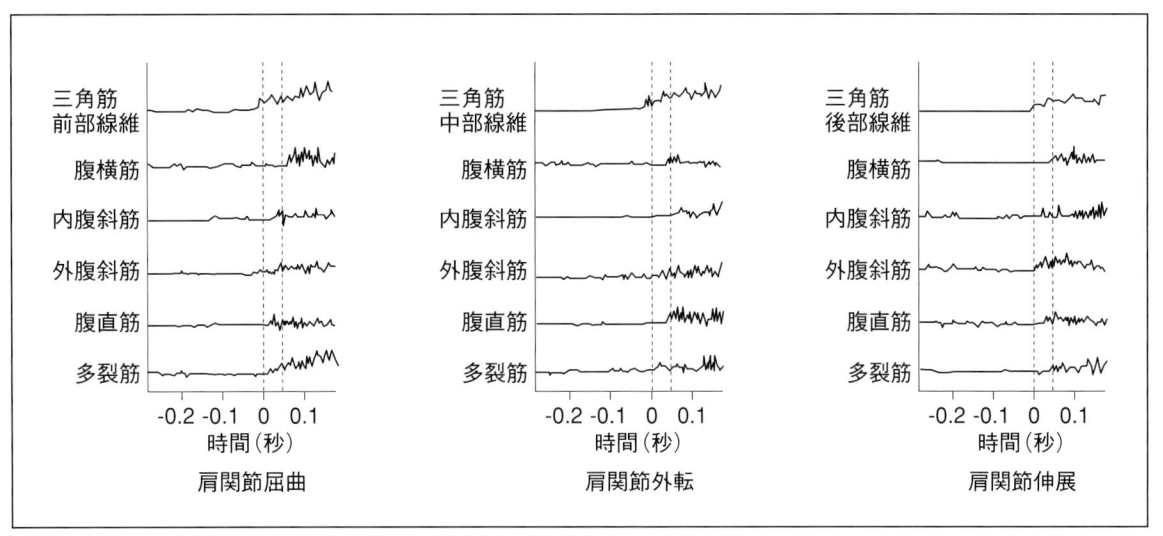

図 4-12 慢性腰痛患者の上肢運動時の体幹筋収縮分析

　このことから，腰痛のない健常者は，上下肢の運動が起こる前に腹横筋の収縮が起きますが（図4-13），慢性腰痛患者では動きの前に腹横筋の収縮がみられない（図4-14）という現象をとらえることができます．図を並べてみると，その機能は一目瞭然となります．
　図 4-13 から，健常者の肩関節屈曲運動時，三角筋前部線維が動き出すより先に腹横筋が収縮しているのがわかると思います．一方，図 4-14 の慢性腰痛患者の場合，三角筋中部線維が収縮して肩関節外転運動が始まっても腹横筋は反応していないことがわかります．
　また，腹横筋の収縮に反応して多裂筋が収縮するのであれば，Hodges ら[26]が報告した，「多裂筋の回復は，腹横筋が反応しない人に自然治癒力を期待できない」としていることは，理解できると思います．キーワードは「腹横筋」であると考えてよいと思います．

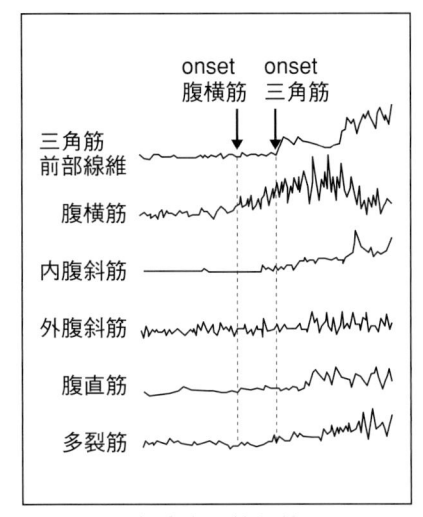

図 4-13 健常者の筋収縮（肩関節屈曲時）

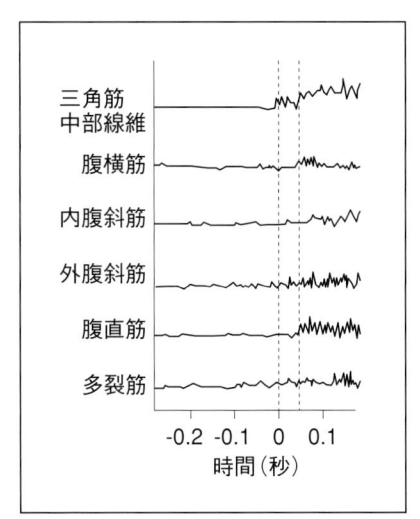

図 4-14 慢性腰痛患者の筋収縮（肩関節外転時）

この報告を支持する研究として，Hidesら[27]は急性腰痛患者の90％は，通常2～4週間で痛みが消えますが，そのうち60～80％は，その後12カ月で再発していることを報告しています．Julie（1996）は，急性腰痛発症直後の多裂筋の欠損率を超音波で検討すると，健常側と比較して25％の低下があったことを報告しています．また欠損率はトレーニングを行うと回復しますが，何も行わなかった場合には，約20％の人がその欠損率を維持するとも報告されています．このことから，痛みは回復しても多裂筋は回復しておらず，local muscleへのアプローチを行わないことが再発を起こす原因であると考えられているのです．O'Sullivanら[28]は，44名の脊椎分離症，脊椎すべり症患者をA・Bの2グループに分け，Aグループには初期には立位によるトレーニングを，痛みが軽減してきたら痛みを感じる肢位でのトレーニングを，最終的には生活機能的なトレーニングを，腹横筋と多裂筋に注目して行いました．一方，Bグループには通常の理学療法を行い，トレーニングをそれぞれ10週間行った後，30カ月の追跡調査をした結果を比較しています．Bグループには機能性を含めて顕著な改善はみられず，Aグループでは改善を認めたと報告し，慢性の脊椎分離症や脊椎すべり症に対してのlocal muscleの強化の重要性を述べています．

　以上のことから，脊柱に作用するlocal muscleがglobal muscleに先駆けて収縮することは，正常な運動反応であり，すべての運動に対して安定性（固定性）を保証したうえで動作が開始されると解釈することが重要です．通常，local muscle単独の強化は難しいため，global muscleを介してlocal muscleの収縮を促す必要があります．従来の基本動作訓練や腰痛体操では，重力の影響を大きく受けるため，「local muscleにアプローチしている」と治療者は考えていても，実際はglobal muscle中心のトレーニングになり，local muscleへの効果が少ないものと考えられます．しかしレッドコードトレーナー®を使用して重力の影響を少しでも除去し，なおかつ不安定な状況を設定することにより，global muscleの影響を最小限にし，local muscleへ少しでも多くの刺激を加えられることが，レッドコード・エクササイズの利点であり，特徴であることを理解してほしいと考えます．

　よく，「肩関節でいうインナーマッスルとlocal muscleは同じ機能をもつのですか」という質問を受けます．肩関節のアウターマッスルとglobal muscleは同じように考えてよいと思いますが，インナーマッスルとlocal muscleは違うと考えてください．local muscleは脊柱の場合，固定に作用します．しかし肩関節のインナーマッスルは固定と運動の両方に作用します．インナーマッスルは運動にも関与しますので，後ほど説明するトレーニング方法にも若干の違いが生じるのです．

　このような理論背景を十分に考慮して，さまざまな治療法やトレーニングと組み合わせることにより，患者や施設利用者にとって有効な手段を効率的に提供できるものと考えます．

3．local muscleへのアプローチ

　local muscleへのアプローチが重要であることは理解できたと思いますが，ではいったいどのようにしてトレーニングを行っていけばよいのでしょうか．本項では，local muscleへの具体的アプローチ方法について説明したいと思います．

　まず腹横筋について説明します．**図4-15**は腹横筋の全体像を示しています．解剖学的には，筋肉の始まり（起始）は，前胸壁内面，胸骨後面となっており，付着（停止）しているところは4つに分かれ，第3～6肋軟骨外側端と記載されています．

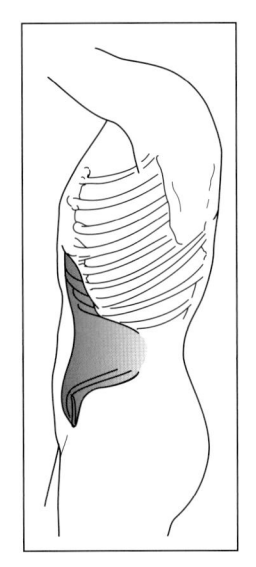

図 4-15　腹横筋

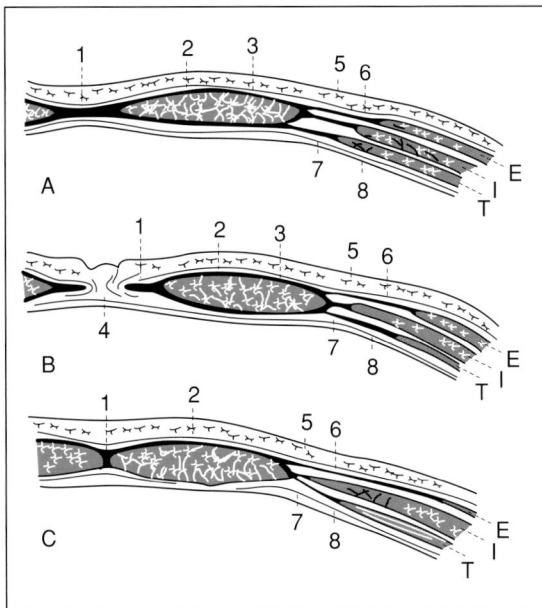

図 4-16　腹部筋の位置関係
　　　　A：上部，B：臍の高さ，C：下部．

R：腹直筋 M. rectus abdominis
E：外腹斜筋 M. obliquus externus abdominis
I：内腹斜筋 M. obliquus internus abdominis
T：腹横筋 M. transversus abdominis
1：白線 Linca alba
2：前葉 ⎫ 腹直筋鞘
3：後葉 ⎭ Vagina m. recti abdominis
4：臍輪 Anulus umbilicalis
5：皮下脂肪組織
6：浅腹筋膜 Fascia abdominis superficialis
7：横筋筋膜 Fascia transversalis
8：壁側腹膜 Peritoneum parietale

　腹横筋が体幹の深部にあることは図 4-15 で確認できると思いますが，わかりやすくするために図 4-16 に腹部を水平に切った断面図を示します．中央に腹直筋があり，その外側に浅い部分から，外腹斜筋，内腹斜筋，腹横筋の順でつながっています．外腹斜筋と内腹斜筋は global muscle で，腹横筋のみ local muscle です．このことからも local muscle である腹横筋を単独で収縮させることの難しさを感じてもらえるとよいと思います．

　従来，コア・スタビリティ・トレーニングなどで腹横筋の収縮についての指導は「お臍を引っ込めて，上に上げる」などという指示を行っていました．しかしこの指示を理解することは難しく，また，単独では収縮を確認できない腹横筋が，果たして活動しているのかがよくわかりませんでした．臍を動かすことは外腹斜筋や内腹斜筋も関与し，腹横筋の活動量がわからなかったからです．しかし 2001 年に発表された Sapsford ら[29,30]による論文で，骨盤底筋群の収縮により腹横筋が収縮することがわかりました．腹横筋を収縮させるためには，おしっこを止めたり出したり，肛門を開いたり閉じたりする機能をもつ骨盤底筋群で連動させるという考え方です．とはいっても，骨盤底筋群はやはり馴染みの少ない名称です．まずは目で確認しておきましょう（図 4-17）．

　骨盤底筋群は，排尿や排便をつかさどる筋肉が骨盤帯の中にまとまって存在している筋群と理解してください．今まで骨盤底筋群は，失禁（尿漏れや便漏れ）に対してのトレーニングの際に注目される筋肉でした．しかし Sapsford らによって，腰痛患者にとって腹横筋の収縮を促す重要な筋肉であることがわかりました．このように筋肉は人を動かすために，さまざまなつながりをもちながら機能しています．ひょっとしたら，「尿失禁のある方は腰痛併発率が高い」，逆に「慢性腰痛のある方は尿失禁になりやすい」という研究が今後発表されるかもしれません．

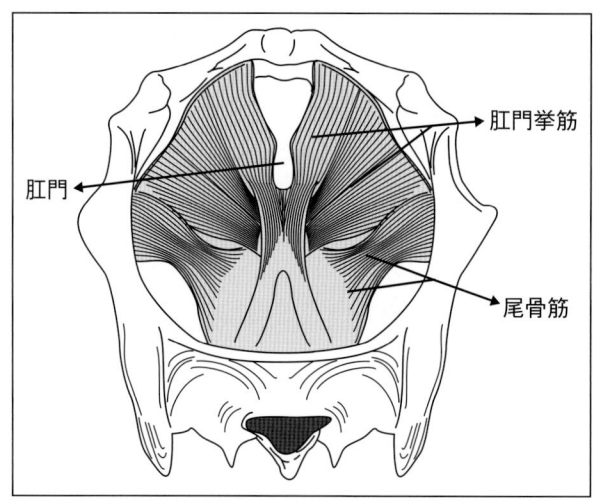

図 4-17　骨盤底筋群を後方上から見た図

　腹横筋を収縮させるために骨盤底筋群を使用することは理解できたと思いますが，どのような指示をして収縮を促せばよいのでしょうか．レッドコード・エクササイズを指導する国際インストラクターの中では，骨盤底筋群を収縮させるために以下の3つの指示方法をとっています．

A：「おしっこをしているとき，途中で尿を切る（止める）」という力の入れ方
B：「勃起を維持するようにする」力の入れ方（男性に対して）
C：「膣を上に持ち上げるようにする」力の入れ方（女性に対して）

　BとCは男女それぞれに指導する場合に使いますが，異性に指導するのは難しいようです．そこでわれわれは，Aの指示をよく使います．このような指示をして，腹横筋を超音波エコーで撮影したものを図4-18に示します．
　図4-18Bは骨盤底筋群を収縮させたときの様子を撮影したものですが，囲んであるところが腹横筋です．リラックス時は一枚の紙のようになっていたものが，収縮していることがよくわかると思います．レッドコード・エクササイズを進めていく最初の段階として，このように腹横筋の収縮を理解することが重要となります．腹横筋の収縮で体幹の固定性を確保したうえでさまざまな動きを要求することが，効率的で，しかも有効なトレーニングとなるのです．
　認知症などで，指示がうまく入らない方もいます．そんなときは，立ち上がりトレーニングの中で，両足を開くのではなく，むしろ閉じる（左右の膝を近づける）ことによって，骨盤底筋群に緊張をもたせて動作を要求するなどの対策をとるとよいと思います．またレッドコードトレーナー®を使用すれば，比較的簡単に腹横筋の収縮を誘導できます．その方法については，「7. local muscleの分析（超音波診断装置を使用して）」の項で詳しく書いていますので，参照してください．
　私たちの経験では，このように腹横筋に注目してトレーニングを行っていた方の中には，尿失禁の程度が軽くなった方もいらっしゃいます．この新しいトレーニングは今後，さまざまな効果が期待できるものと考えています．尿失禁についても，「8. 尿失禁に対するアプローチ」で説明します．

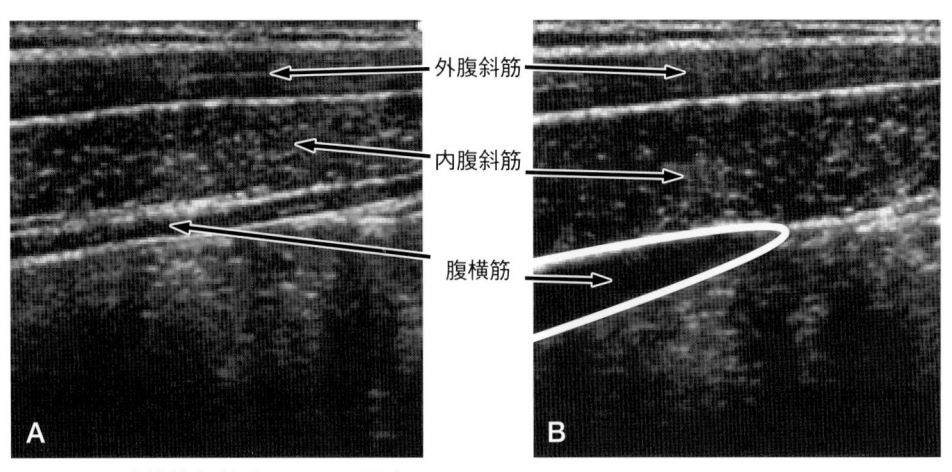

図 4-18 腹横筋収縮時のエコー写真
A：リラックス時
B：骨盤底筋群収縮時

4. local muscle は動きにどのように影響するのか

　local muscle に問題のある人は動作にどのような影響を受けるのでしょうか．われわれが行った研究成果について報告しながら理解を深めていこうと思います．慢性腰痛のある人は，腹横筋の収縮が遅れるか消失することは先行研究でも明らかになりました．しかし慢性腰痛のある人でもなんとか日常生活を送っています．具体的に動作にどのように影響しているのかを研究した結果を報告します．

　対象者は健常成人 11 名（男性 6 名，女性 5 名），平均年齢 29.5±10.7 歳のグループと慢性腰痛患者 17 名（男性 9 名，女性 8 名），平均年齢 33.8±14.1 歳の 2 群です．測定には，MR システム（Index 社製，MR Low Back Extension IP-M4000）を用い，体幹伸展における筋協調運動テストを負荷 5 kg で 1 分間行いました（**図 4-19**）．

　この機器は，**図 4-20 A** に示すように，モニターの中の線が上から下に移動してきます．測定をされている人は，この線が矢印の枠の中から外れないように，体幹を伸展したり屈曲したりして調整します．機器は，目で見て確認した位置と実際に動いたズレを算出してくれます．これにより実際に動いている運動と自分の感覚との差が明確になります．腰痛などで腹横筋が十分に機能していない人は，このズレが大きくなることが予測されます．

　最近，問題視されている転倒についても，「こんなところ，何でもない」と思っているところでつまずいてしまい転倒に至ったという話をよく聞きます．目で確認できる位置と実際の動きの差を知っておくことは，転倒予防にも効果を及ぼすのではないかと考えます．

　図 4-20 A にあるように，5 kg の重りは背中を伸ばすときに負荷としてかかります．体を後方に倒す体幹伸展運動では，背筋が収縮しながら短縮していく求心性収縮が得られます．これに対して体を前方に倒す体幹屈曲運動では，背筋は伸びながら収縮します．これを遠心性収縮といいます．筋肉の収縮には，収縮しながら筋肉が短くなる求心性収縮と筋肉が伸びながら収縮する遠心性収縮があり，この両者をうまく使い分けることで，人の動きや生活は成り立っているのです．わかりやすくイメージするとしたら，階段を上るときの大腿（太もも）前面の筋肉は求心性収縮をしていて，

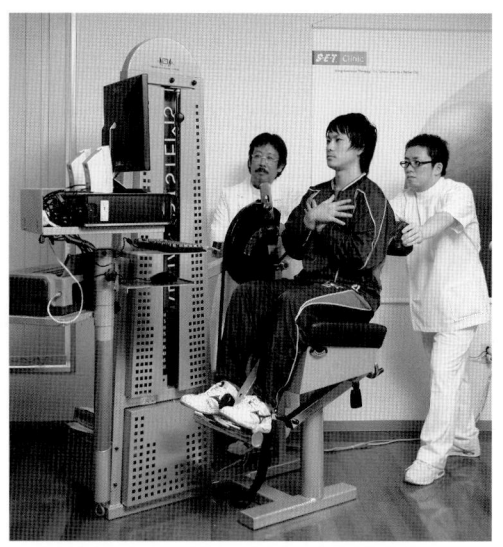

図 4-19 MR システムによる体幹筋協調運動テスト測定風景

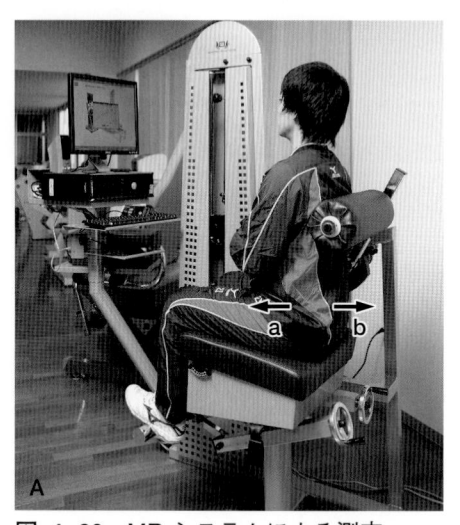

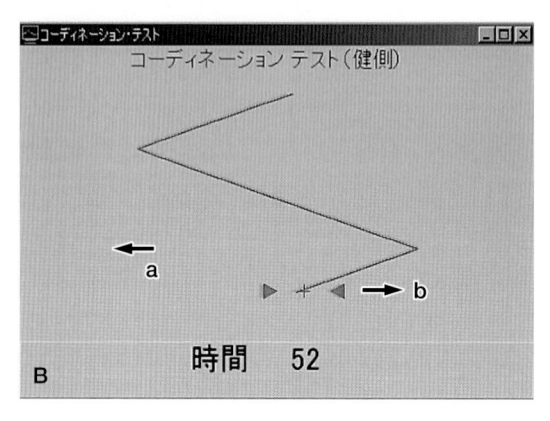

図 4-20 MR システムによる測定
A：測定風景．背筋の遠心性収縮（a），背筋の求心性収縮（b）．
B：モニター画面．体幹筋協調運動テストはモニター上の十字を画面が上から下にスクロールする線に，a で体幹を屈曲，b で体幹を伸展させて合わせていく（1 分間）．

階段を下りるときに大腿前面の筋肉は遠心性収縮をしていると説明することで理解できると思います．
　この体幹筋協調運動テストは，筋肉の収縮方法が違うそれぞれの運動について，目から入ってきた目的の位置に体幹（身体）の運動をどれだけ合わすことができるかを見るものと考えてください．
　この測定機器は，1 分間の測定時間内に目標の位置とのズレを約 1,000 回記録できるようになっています．測定終了後には，それを平均して目標中心点 0 からどの程度（cm），目で確認した位置

と運動で合わせた位置がズレていたかが，結果としてモニター画面に出力される機器です．

そこで，測定機器からアナログ出力されたデータを絶対値化してグラフ化することで，健常者と慢性腰痛患者とではどの程度運動にズレがあるかを示しました．local muscle に異常があると考えられる慢性腰痛患者はこのズレが大きくなることが予測され，結果そのとおりになりました（**図 4-21**）．

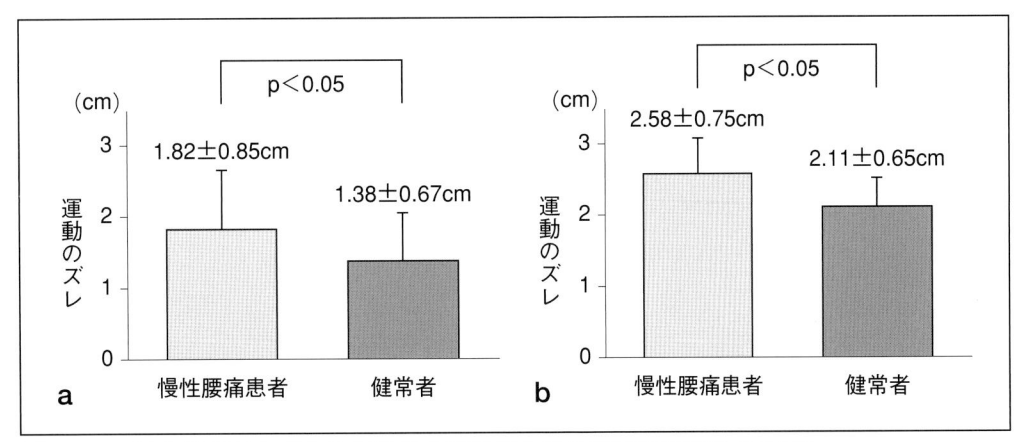

図 4-21 遠心性収縮と求心性収縮時の健常者と慢性腰痛患者の動きのズレ
 a：遠心性収縮，b：求心性収縮．

図 4-21b は求心性収縮を行った際の慢性腰痛患者と健常者におけるズレの比較を示した結果です．統計学的にも有意な差が生じ，慢性腰痛患者は健常者に比べ，求心性収縮におけるズレが大きくなることがわかります．すなわち，このテストにおける求心性収縮である体幹を後ろに倒す運動において local muscle がしっかり収縮することが重要であると理解できます．

遠心性収縮においても，求心性収縮の結果と同様に，慢性腰痛患者のズレは健常者と比べて有意に大きくなることがわかりました．すなわち，腰に問題を抱えている人は，「動きの正確性を欠く」といえることがわかりました．このような試みは初めてで，この結果は 2003 年の第 38 回日本理学療法学術大会のセミナーで発表し，多くの先生方とディスカッションをしました．たいへん興味深い研究だと思っています．

この結果から，腹横筋が十分に機能していない慢性腰痛患者は，普段から動きのズレが生じていることが理解できると思います．

また，これは前述した Hides らによる，「急性腰痛患者の 90％は通常，2～4 週間で痛みが消えてしまうが，その患者のうち，60～80％はその後 12 カ月のうちに再発している」とする研究結果を支持する結果となりました．すなわち，慢性腰痛があるけれども日常生活は特に問題なく送れている方でも動作の中のズレがあり，このズレを放置しておくと，いろいろな部分に負担がかかり再発のきっかけになるのではないかと考えることができます．そのためには腹横筋に対するトレーニングの必要性が示されています．

> 腹横筋の収縮が不十分とされる，腰痛既往もしくは慢性腰痛のある人は，痛みの有無にかかわらず，健常者と比較して目と筋肉の協調運動におけるズレは大きくなる

　このように考えると，レッドコードトレーナー®を使用して腹横筋に対するトレーニングをすることで，日常生活活動がより確実，かつより正確に行われるようになると考えることができますので，「運動機能が低下しない」「充実した生活が送れる」「機能がむしろ向上する」などの効果が期待されています．このことはアンチ・エイジングではなく，より充実した人生を送れるためのウエル・エイジングの精神にもつながるのではないかと考えます．

5．レッドコード・エクササイズによるトレーニング効果

A 腰痛既往の有無が local muscle トレーニングに及ぼす影響

　われわれの研究では，慢性腰痛患者では健常者とは異なり，視覚で確認した動きと実際の運動にズレが生じることがわかりました．ではこのズレは筋力の問題なのかということも検討しなくてはなりません．local muscle である腹横筋の固定性の効果ではなく，ただ単に global muscle の筋力が低下していることにより，ズレが生じたという可能性を払拭しなくてはなりません．そこで，「筋力が十分にあるスポーツ選手」ではどうなのでしょう．local muscle トレーニングを行うことで，ズレの変化が生じる可能性について検討しました．

　対象は，関東大学アイスホッケーリーグ1部に所属する選手28名としました．性別はすべて男性で，1学年7名ずつでした．大学1部リーグでプレーするアイスホッケー選手は，過去の戦績は輝かしいものをもっている者が多く，プレーのレベルは高いグループであると考えられます．しかし腰痛既往のある選手も多く，腰痛既往のある者とない者に分類し，視覚と運動のズレを MR システムを使用して測定しました．その後，腹横筋を中心とする local muscle トレーニング（後述）を通常のトレーニング課題に加え，3カ月後に再び運動のズレを測定しました．測定時期は，アイスホッケーのオフシーズンである6月とシーズンイン直前の9月にしました．聞き取り調査では，腰痛既往のある者は11名，腰痛既往のない者は17名でした．

　図4-22は腰痛既往のある者の測定結果です．2003年6月のデータをみると，慢性腰痛患者よりも，目で確認した位置に動きを合わせる能力が平均で劣っているのがわかりました．

　なぜ一般の慢性腰痛患者より，アイスホッケー選手が劣っているのでしょうか．おそらくアイスホッケー選手は毎日の激しいトレーニングと高い運動能力から，global muscle が発達しているため，その動作は global muscle によって行っており，通常の選手生活では，あまり不自由を感じていないと考察しました．しかしこのような運動のズレを抱えたままプレーを続けていけば，最高のパフォーマンスを発揮することが難しくなり，バランス能力も低下してくると考えられるので，腰痛の再発が危惧されました．そのため，local muscle トレーニングを通常の課題に加えて進めると3カ月後（9月のデータ）には，慢性腰痛患者より悪かったデータは，健常者よりも良いデータに変化していました．このことから local muscle のトレーニングは有用で，local muscle の筋収縮が保証されることにより，より正確な運動を行うことが可能であると説明できると思います．

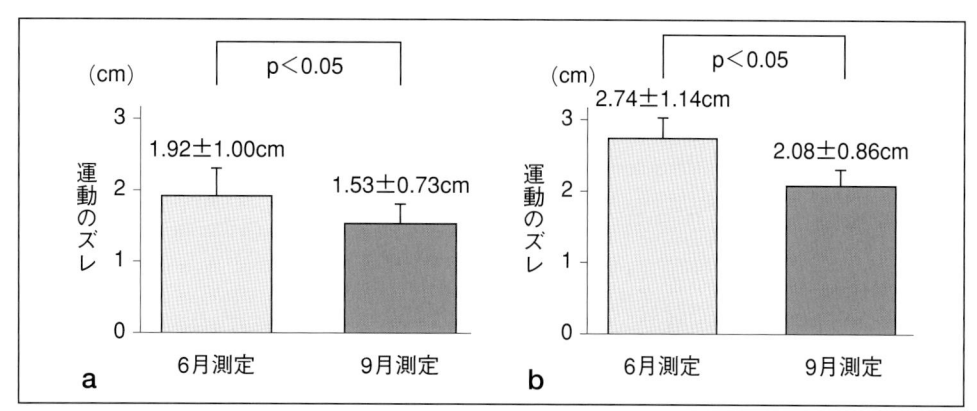

図 4-22 腰痛既往のある者の6月および9月の測定結果（2003年）
　　　　a：遠心性収縮，b：求心性収縮．

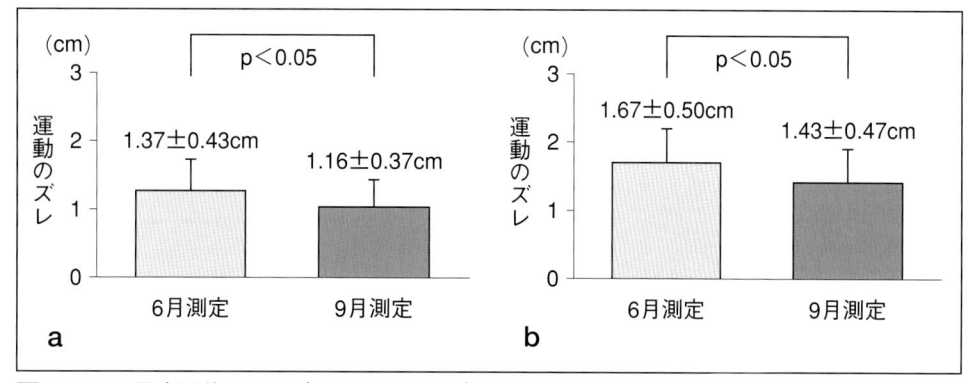

図 4-23 腰痛既往のない者の6月および9月の測定結果（2003年）
　　　　a：遠心性収縮，b：求心性収縮．

　次に腰痛既往がない者の結果を図 4-23 に示します．local muscle の活動が保証されている選手にとって，運動のズレは健常者より小さく（6月のデータ），local muscle のトレーニングを行うことによってさらに正確性を増す（9月のデータ）ことがわかりました．この結果から，腰痛既往の有無がプレーに影響していることも示唆されました．腰痛既往のある者は，global muscle にある程度の筋力があり，練習や試合，日常生活では腰痛は気にならず，またプレーでもあまり問題としていないレベルでした．しかし目標に体幹を合わせるといった課題を行うと，現に慢性腰痛患者よりもズレが大きかったことは，global muscle である程度の動きをカバーしていると考えることができます．運動にズレが生じてしまうことは，近い将来において腰痛が再発する可能性が示唆され，極限の中でミスを犯す可能性を考えると，そのリスクは大きいのではないかと考えます．また9月から始まる4カ月間という長期にわたるリーグ戦の中では，global muscle の疲労により，さらなるズレが生じることが考えられます．このように運動とのズレは，多かれ少なかれパフォーマンスにも影響し，自分で動いていた感覚と若干差のある動作になってしまいます．動きがおかしいと感じても原因がわからないので，ズレた動きが正常な動きだと認識し，自分の可能性を自らつぶしてしまうのではないでしょうか．このような結果から，痛みを感じないレベルの選手でも，local muscle を活性化することで，よりしっかりしたコンディショニングになるのではと考えます．

local muscle トレーニングの成果については，現在も研究中でデータを収集していますが，私たちのグループで今までにわかってきた関連研究を報告します．

◻B アイスホッケー選手の体幹運動のズレと最大筋力発揮角度との関係
　本研究から「体幹運動のズレの少ない選手は，最大筋力をすばやく発揮することができる」という可能性が見いだされました．

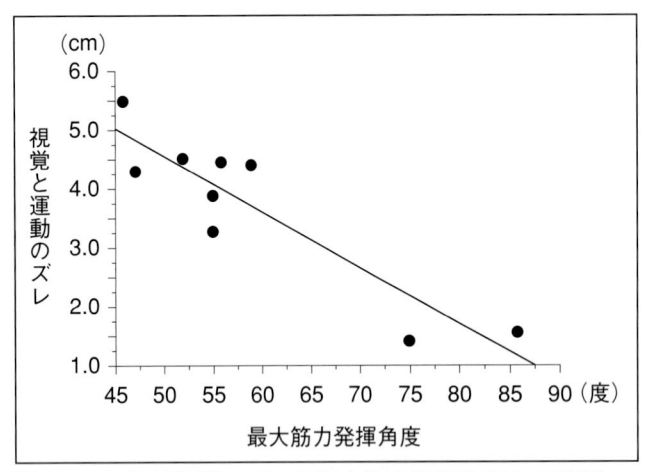

図 4-24　体幹運動のズレと最大筋力発揮角度との関係

　図 4-24 は，腰痛既往のない選手 9 名を対象に，前述した MR システムで測定した体幹筋協調運動の求心性収縮時のズレを縦軸に，横軸には，COMBIT（ミナト医科学株式会社製，COMBIT CB-2）という等速性運動での筋力測定機器を用い，角速度 180 度/秒で 5 回の膝関節屈曲伸展運動を行ったときの最大筋力発揮角度（peak torque angle）を示したものです．この結果は，体幹運動のズレの少ない選手，すなわち local muscle の収縮がうまくできている選手は，最大筋力を早く発揮できることを示しています（$r = -0.90$, $p < 0.05$）．この傾向は，腰痛既往のある選手にはみられないばかりか，新しく入部した選手にも当てはまらないことがわかりました．高校レベルのトレーニングでは，まだ配慮する点があると考える根拠となります．この 9 名が有用な結果を示したことについて，local muscle を十分に意識したトレーニングを行った結果と解釈できると考えます．このことからスポーツ選手も，早期から local muscle トレーニングを進めることが重要であり，特に腰痛既往がある選手は，早く local muscle の活性化を目指すことが重要であることを示しています．体幹における視覚と実際の運動のズレを測定することは，選手の能力を把握するだけでなく，その後の進歩の度合いや努力の成果を評価できるのではないかと考えます．スポーツプレー中では爆発的に筋力を発揮しなくてはならない場面がよくあります．体幹部にしっかりした筋活動（固定作用）のある選手は最大筋力を発揮する時間が短縮されることは，選手自身のパフォーマンスを十分に高めるためには有用な結果であったと思います．

C レッドコード・エクササイズが視覚運動反応時間に及ぼす影響

　local muscle トレーニングを十分に行ったアイスホッケー選手に，さらに高度なトレーニング（図4-25）を課した場合，高度なレッドコード・エクササイズの可能な者と不可能な者とでは，視覚運動反応時間に差が生じるかについて検討しました．図4-25の①～⑤の課題を選手に提供し，課題の成功者と失敗者との視覚運動反応時間を比較しました．対象者は21名で，この課題の成功者は9名，失敗者は12名でした．この課題は，ノルウェーのアルペンスキー金メダリストが膝と腰の故障後に取り入れていたトレーニングで，彼はこのトレーニングを行った後，オリンピックで競技復帰し金メダルを再度，獲得しています．常にアンバランスな状況の中で姿勢を調整し，かつ次の予測を同時に行わなくてはならない最も高度な課題で，十分な体幹固定筋力とバランス能力がなければ，課題成功には至らないトレーニングです．

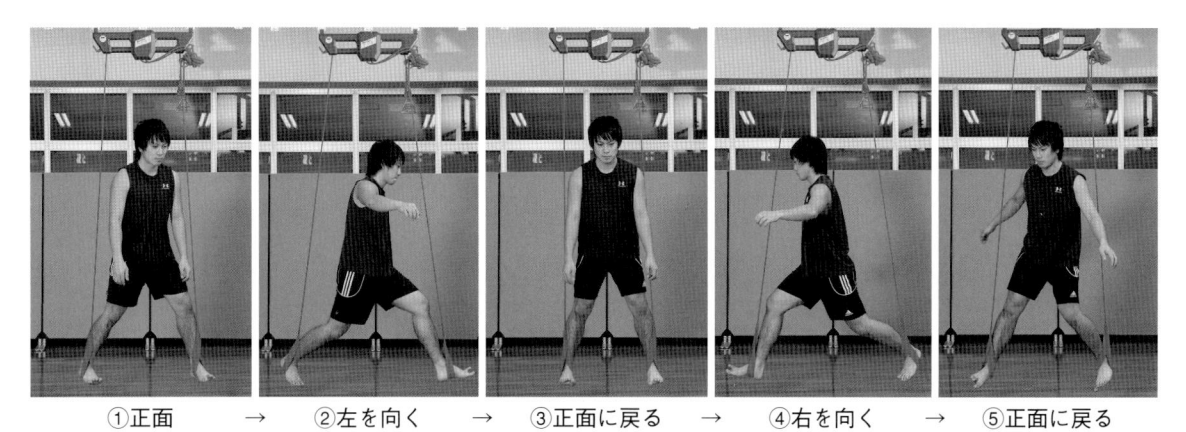

①正面　→　②左を向く　→　③正面に戻る　→　④右を向く　→　⑤正面に戻る

図 4-25　高度なレッドコード・エクササイズ

　1年間のトレーニングで9名がこの課題が可能になったことについては，選手の努力に頭が下がります．このような課題が可能な選手はどのような傾向があるのかを視覚運動反応時間測定装置（Senoh社製，全身反応測定装置 LC9700）で測定しました（図 4-26）．

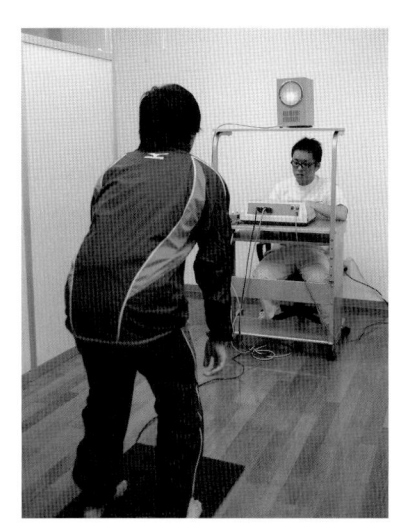

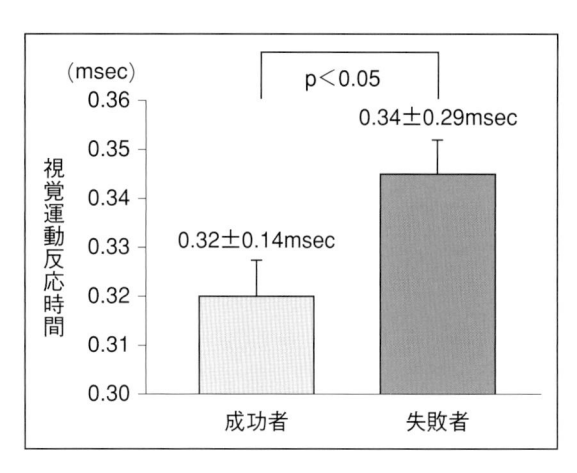

図 4-26　視覚運動反応時間の測定風景および測定結果

目の前でランプが光ったらできるだけ早くジャンプする時間を測定するという実験を3回行い，最も良いデータを採用しました．その結果，成功者は失敗者と比較して有意に早い反応を示したことがわかりました．このことは，体幹中心部の安定性を獲得したうえでglobal muscleを強化することで，四肢（手足）の運動反応にも影響を与える可能性を示唆しています．local muscleトレーニングからglobal muscleトレーニングに移行するトレーニング計画は有用であると裏づける根拠になる研究であると考えます．

　今回課題にしたのは，常に不安定な状況をつくり出しその中で安定を求めつづけるというトレーニングです．このことは，筋・関節内にある固有受容感覚器や脳の認知機能がさまざまに絡み合い動作を遂行するといった複雑なフィードバックからフィードフォワードを繰り返すトレーニングであると考えることができます（図 4-27）．

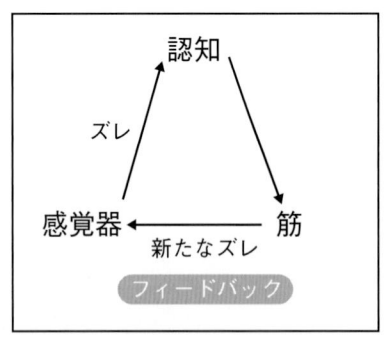

図 4-27　フィードバックとフィードフォワード

D 腰部トレーニングにおける local muscle の重要性

　この研究は，スポーツ選手ではなく腰痛既往のない一般健常者を対象としました．global muscleだけのトレーニングをした10名（以下，G群）とglobal muscleとlocal muscleの両方をトレーニングした10名（以下，GL群）の2群に分け，毎月MRシステムで体幹運動のズレを測定し，その変化率を継続的に測定する基礎研究を行いました．

　G群では，一般的な背筋トレーニングを1セット10回を3セット行い，このとき，両下肢が浮き上がらないように支えて行うようにしました．実施する頻度は週3回としました．またGL群には，まずlocal muscleトレーニングを行いました．レッドコードトレーナー®を使用し，立位姿勢で肘関節伸展位，肩関節90度屈曲位で両腕にストラップを通し，手首に巻きつけしっかりと把持し，腹横筋を収縮させてから前へ重心を移すことを指示しました．このとき，global muscleが大きな収縮を起こさないように動く量を指導し，頻度は1セット10回を3セット（前へ重心を移して5秒キープ）としました．その後，G群と同じようにglobal muscleトレーニングを行いました．トレーニング頻度は週3回としました．図 4-28はG群の求心性収縮と遠心性収縮のそれぞれの測定結果を，図 4-29はGL群の求心性収縮と遠心性収縮の結果を示しました．データはトレーニング開始時の数値を100%とし，変化率で算出しました．この研究では対象者全員がglobal muscleとlocal muscleの収縮に問題がないと考えられます．G群の場合，背筋トレーニングを行ったことで腰部の筋群が強化され，運動のズレが減少し体幹の安定性が改善したと考えることができます．このこと

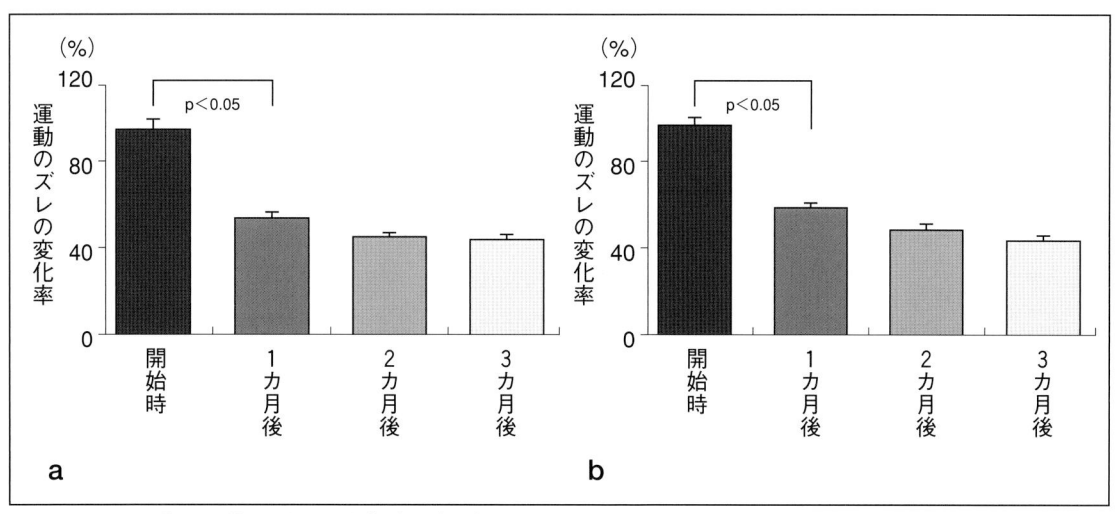

図 4-28 G 群の運動のズレの変化率の推移
　　　　　a：遠心性収縮, b：求心性収縮.

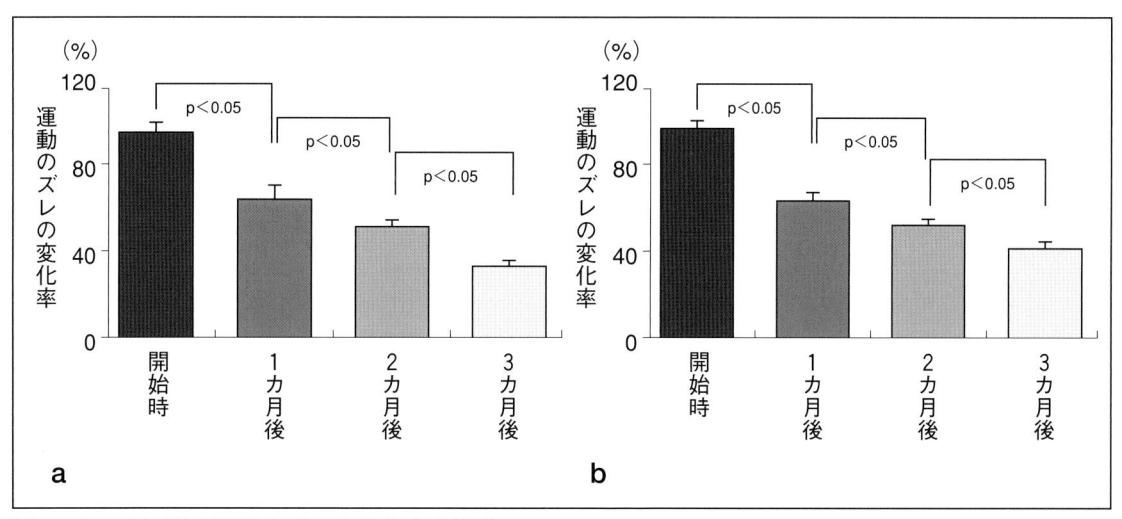

図 4-29 GL 群の運動のズレの変化率の推移
　　　　　a：遠心性収縮, b：求心性収縮.

はトレーニング前とトレーニング後1カ月で，両群で有意な差が認められ（$p<0.05$），数値が減少したことからもいえると思います．しかし，3カ月後の結果では，GL群のほうがよりよい改善を認めました．このことから，健常者に対する local muscle トレーニングの効果は，トレーニング後，早期には現れませんが，徐々に効果が確実に現れると考えることができます．このことからも，local muscle トレーニングを理解して進めることが重要であると考えます．

E local muscle へのアプローチによる重心動揺への影響

　スポーツ選手が立位姿勢で足のプリントをすると，多くの選手は後ろ重心となっており，足の指が浮いてしまっていてプリントに写らない選手もいます．通常立っているときから重心を後ろに設

定していると，いざ動こうとしても重心が前方にスムーズに移動しにくいので，動作に遅れが生じてしまいます．個々に注目して，local muscleトレーニングを継続した健常者の重心移動にどのような変化が生じるかを計測したのが，次の研究です．測定には重心動揺測定装置（株式会社スズケン製，Stabilo 101）を用い，local muscleトレーニング後に，開眼立位で2m先の目線の高さに設定した目印を60秒間見つづける間の重心動揺距離を測定し，トレーニング開始前とトレーニング開始から6週間後のデータを比較しました．

重心動揺測定装置は，重心の前後，左右，全体の移動距離を測定することができます．トレーニング開始前の前後方向の重心位置は－2.2±0.82 cmでしたが，6週間で18回のトレーニングを行った結果，－0.84±1.03 cmとなり，トレーニング開始前と比較して有意差（$p<0.05$）が認められました（マイナスは後方に重心があることを示す）．この研究では，local muscleトレーニングを行った後には，前後方向の重心動揺距離が統計学的に有意に小さくなるという結果が示されました．図4-30で示した「0」は重心点が足部の中央にあることを示します．缶ジュースなどの「物」を測定装置の上に置いたときはまったく動きませんから，測定値は「0」を示します．しかし人間は，バランスを微調整しながら姿勢を維持しますので，重心位置が動くことは当たり前なのです．本研究では，トレーニング開始時は重心の中心が平均2.0 cm強後方にあったのが，トレーニング効果で1.0 cm弱になったということになります．local muscleトレーニングにより前後における重心動揺距離が短くなったことは，後ろ重心であった対象者が前重心に変化してきていることを示します．この結果は，後ろ重心になりやすいスポーツ選手のパフォーマンス改善に限らず，高齢者の後方転倒の予防としても有効であるといえます．

local muscleトレーニングが立位安定性を高め，パフォーマンス向上の可能性を示唆したことは，今後の運動反応時間の短縮を目指すトレーニングの足がかりになると思います．理論的には，重心が前方に位置できれば，より早く動くことができると考えます．

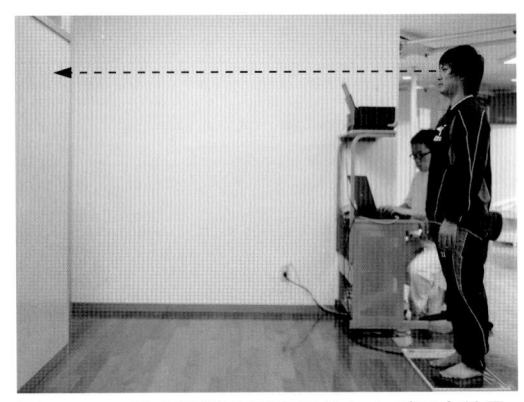

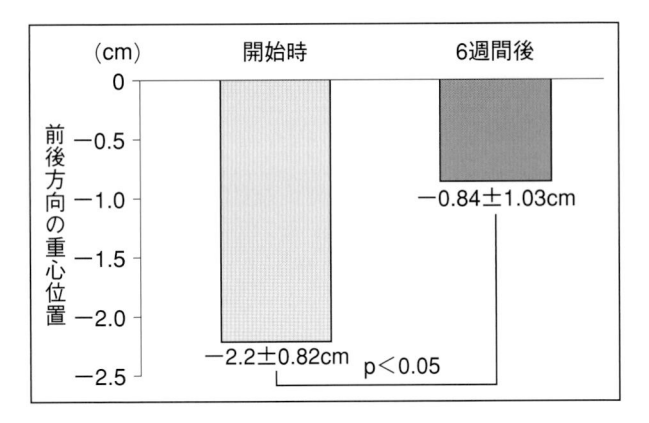

図 4-30　重心動揺の測定風景および測定結果

以上のことから，local muscleトレーニングを取り入れることによってさまざまな効果が期待でき，バランス強化にもつながると考えます．トレーニングジムなどでのマシントレーニングは，個々の筋肉を鍛えるために重要なトレーニングです．しかし個々に鍛えた筋肉を，local muscle, global muscleという概念でとらえ，動きとしての統合トレーニングを進めなければ，パフォーマンス向上には結びつかないと考えます．

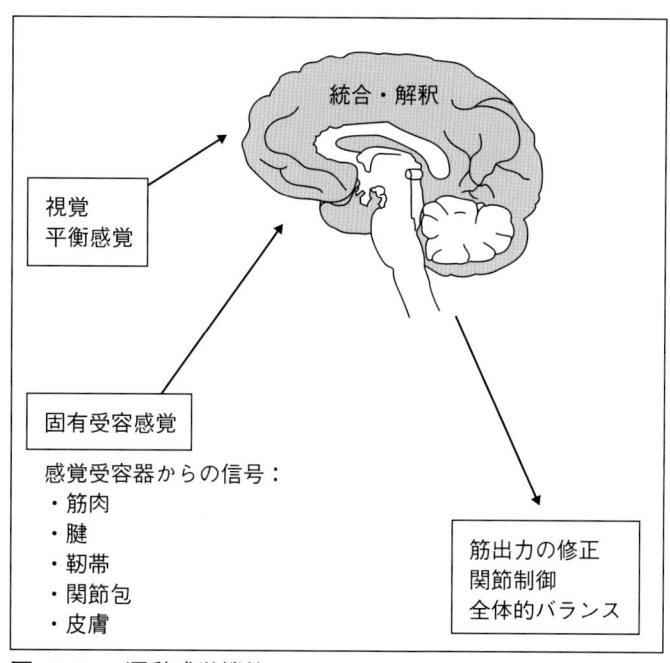

図 4-31　運動感覚機能

　図 4-31 に示すように，運動機能は固有受容感覚や平衡感覚，視覚からの情報を脳で統合・解釈し，筋肉に伝えています．このような研究については今後も継続していく予定です．まずは，local muscle トレーニング（腹横筋の活性化トレーニング）にチャレンジしてみてはいかがでしょうか？

6．レッドコードトレーナー® を用いた local muscle のエクササイズ

　運動の正確性（運動のズレ）について好成績を上げたアイスホッケー選手に対する local muscle エクササイズの実践について説明します．local muscle を効果的に収縮させるためには，global muscle が収縮しにくい状況をつくることが必要です．そこで，前述したように骨盤底筋群の収縮を利用して local muscle の活性化を図るトレーニングを行いました．骨盤底筋群は尿や便を我慢するときや，逆に排尿や排便を助けるために働く筋肉です．この骨盤底筋群を収縮させることで腹横筋が収縮するという報告に加え，この研究成果を基に横隔膜も利用して，体幹部をシリンダーと考えて（**図 4-32**），全体で local muscle の収縮を促す方法を採用しました．

　この方法で腹横筋にアプローチすれば，global muscle の収縮と分離でき，ターゲットアプローチができると考えました．体幹部では，local muscle の外側を global muscle が取り囲んでいます．local muscle は，上部の横隔膜と下部の骨盤底筋群によって挟まれる構造になっています．このような人間の構造から，骨盤底筋群の収縮や横隔膜を利用して，意識的に収縮することの難しい local muscle の収縮を試みます．

　腹横筋がきちんと収縮しているかどうかは，腹横筋を触って確認しなくてはなりません．腹横筋の触り方を，**図 4-33A** に示します．まず背臥位（仰向け）で寝てもらいます．最初は上を向いて

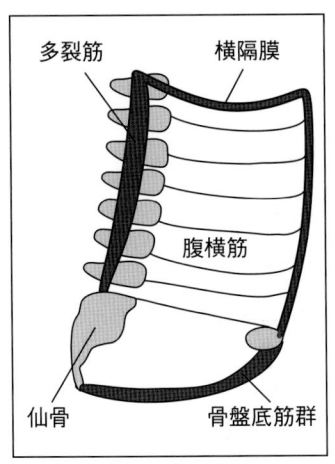

図 4-32 体幹部シリンダーという考え方

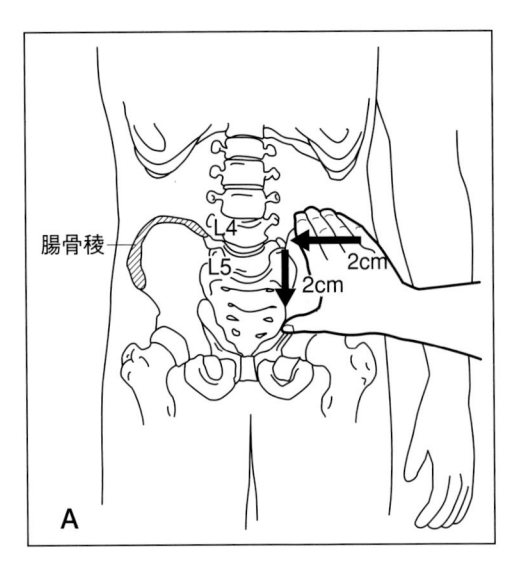

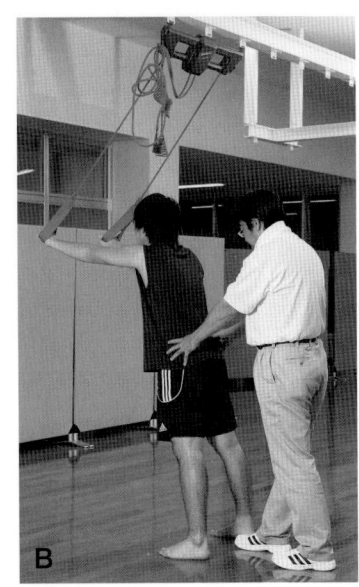

図 4-33 腹横筋の触診と腹横筋トレーニング風景

寝た状態で触ったほうが収縮を確認しやすく，わかりやすいです．骨盤の前方に上前腸骨棘（ASIS）という触れるポイントがあります（腰骨の出っ張った部分）．腰に手をあてて骨盤に沿って前方に滑らせると触れるはずです．そのポイントから内側に 2 cm，下方に 2 cm のところを指で少し押して，「おしっこを途中で止めるように力を入れてください」と指示すると，その部分の筋肉の隆起が深いところから起こってくるのが確認できます．この隆起してくる筋肉が腹横筋です．私たちの経験では，腰痛既往のある者はこの筋収縮がうまくできず，習得にしばらく時間がかかる傾向がある一方で，腰痛既往のない者は簡単に，しかも強い収縮ができることが多いようです．

この収縮方法がわかったうえで，レッドコードトレーナー®を使用します．

両手でストラップを握り，図 4-33B のような姿勢をとり，後ろにいる指導者は腰方形筋を触診しながら，体を前に倒していくのです．global muscle が収縮しないことを確認しながら運動することを心がけてください．また，このトレーニングを行っているときには，選手に local muscle を収縮させる（おしっこを切る）ことを指示しています．global muscle の収縮を最小限に抑える体幹の前傾位置を理解してもらい，その後は個別に通常のトレーニングを行いました．レッドコードトレーナー®は合宿所に設置し，毎日のトレーニング前に local muscle の収縮を確認したうえで，通常トレーニングを開始するように指示しました．毎日行う課題は，たったこれだけです．しかし選手はさらに高度なトレーニングを要求したので，この後は，主に自分の体重を利用したバランストレーニングを指導しました（図 4-34, 図 4-35）．

図 4-34, 図 4-35 のようなレッドコードトレーナー®やボールを使ったバランストレーニングは，非常に高度なバランス能力を必要とし，このような動作ができればプレーの安定性も増加し，コンタクトプレーにも強くなると考えます．local muscle に活動性の保証がされていれば，global muscle の強化も容易になります．筋収縮活動がしっかり行えることにより動きが正確になれば，動作は効率的になるし，選手がもっている能力を引き出しやすくなると考えます．現に周囲からも選手の動きは良くなったという評価をもらい，バランス能力が向上し，全身反応時間をはじめとする個人デー

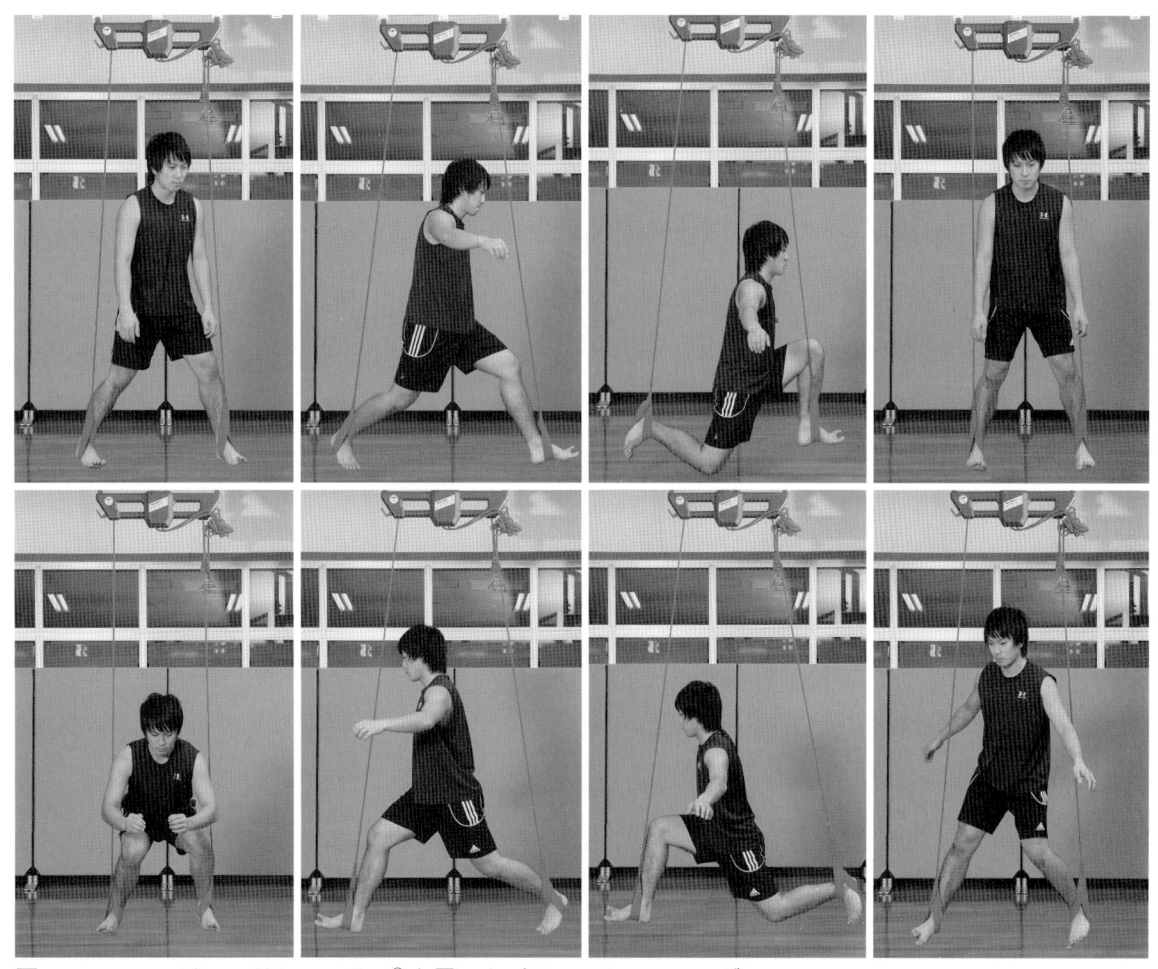

図 4-34　レッドコードトレーナー®を用いたバランストレーニング

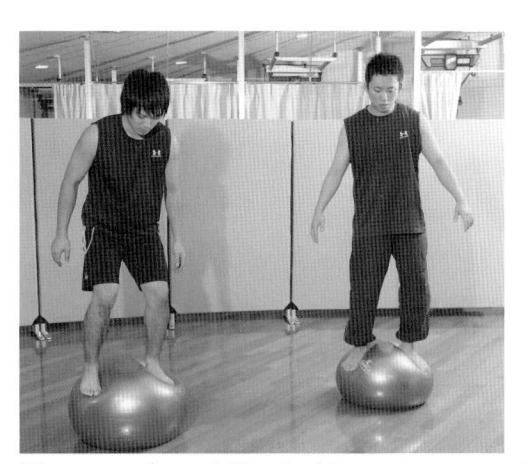

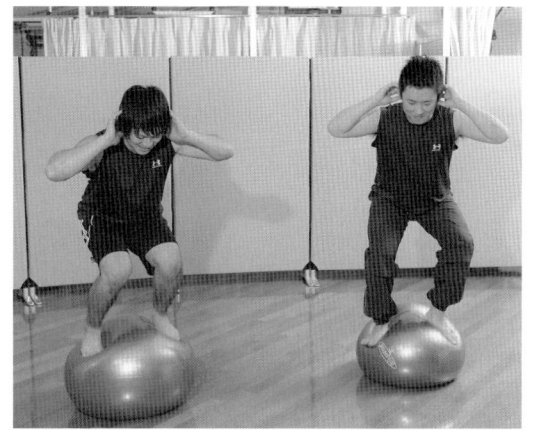

図 4-35　ボールを用いたバランストレーニング

タは向上しました．local muscle の収縮を確認したうえで，通常トレーニングを行うことは有効な方法であると考えています．local muscle の収縮を獲得した後，global muscle トレーニングに移行することが重要です．

7. local muscle の分析（超音波診断装置を使用して）

　これまでの項では，レッドコード・エクササイズを進めていくうえでの理論的背景や具体的な運動における効果についてデータを用いて説明しました．そしてレッドコードトレーナー®を用いて理想的な運動を行うために，以下のことを推奨してきました．
　①腹横筋（local muscle）の収縮を理解すること．
　②腹横筋の適切な収縮で体幹の固定性を確保したうえで，さまざまな動きを要求することが効率的かつ有効なトレーニングになること．
　③具体的なトレーニングでは，実際に腹横筋の収縮を触って確認してからレッドコード・エクササイズを進めること．
　しかしすべての方が①〜③のように意識・確認しながら運動を行うことが可能でしょうか．高齢者に対して「おしっこを切るように力を入れてください」と促して腹横筋の収縮を理解してもらえるでしょうか．もし理解してもらえないときにはレッドコード・エクササイズは行えないのでしょうか．そもそも腹横筋をうまく収縮させることができない方には，どのようにして運動を導いていけばよいでしょうか．
　レッドコード・エクササイズはさまざまな疾患や対象者に対して適切な運動を可能にし，痛みや正しい運動を阻害している因子にアプローチしていく一つの手段として，いろいろな治療方法・トレーニング方法を提供しています．前述したようにこれらは科学的な根拠に基づいて提唱されています．ここでは，具体的にどのような運動を行うとどのように筋肉が動くのかを超音波診断装置（エコー）を用いて検証します．特に腹横筋の収縮に注目して「意識して腹横筋の収縮を行えない」方にも「無意識でも運動することによって腹横筋の収縮を促す」方法なども紹介します．

A 超音波診断装置とは（図 4-36）

　超音波とは一般的には「人間に聞こえない高い音」のことをいいます．超音波検査では，プロー

図 4-36　超音波診断装置と測定風景

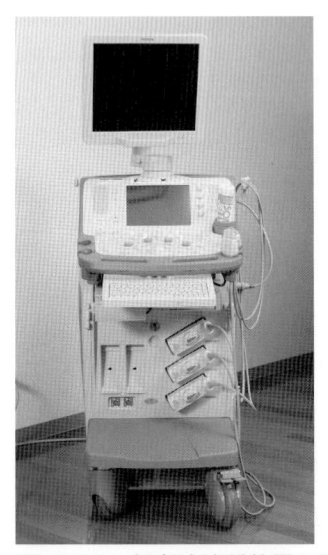

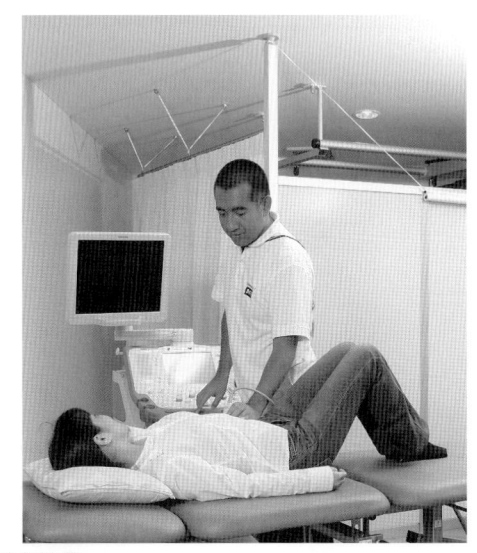

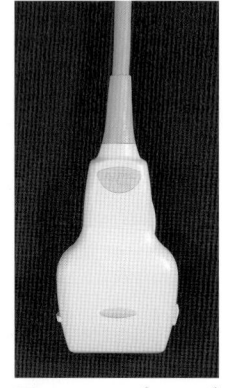

図 4-37　プローブ

ブ（図4-37）とよばれる装置から超音波を発した後，反射して帰ってきたものを再びプローブで受け止め，その反射波を解析して画像に映し出したものです．つまり超音波を利用して「そこに何があるのか」を画像化したものといえます．

B 体幹について

リハビリテーションでは，お腹周りを体幹といいます．まさに体の幹の部分です．

幹がしっかり働かなければ，枝である腕や足が効率よく働かないことは容易に推測できるでしょう．この幹を深部から支えているのが腹横筋です．

腰痛患者はこの腹横筋による体幹の固定がないままに運動を開始してしまうことはすでに説明しました．しかし腰痛のない方でもこの腹横筋の収縮が適切に行えないことが少しずつわかってきています．

図4-38は背臥位（仰向け）での腹部をエコー撮影したものです．一番上（浅層）の筋肉から，外腹斜筋・内腹斜筋・腹横筋です．

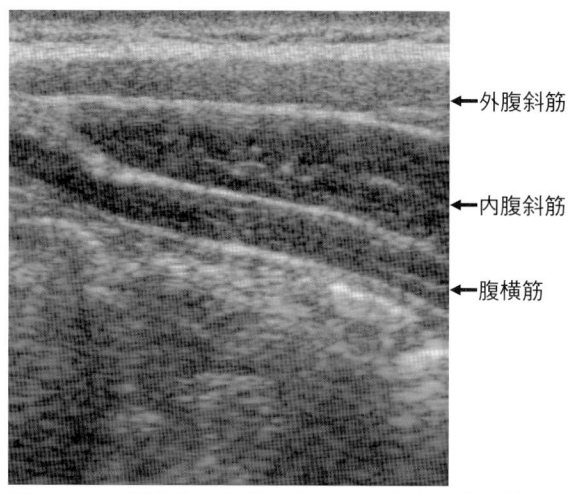

図 4-38 背臥位で安静にしているときの腹部筋

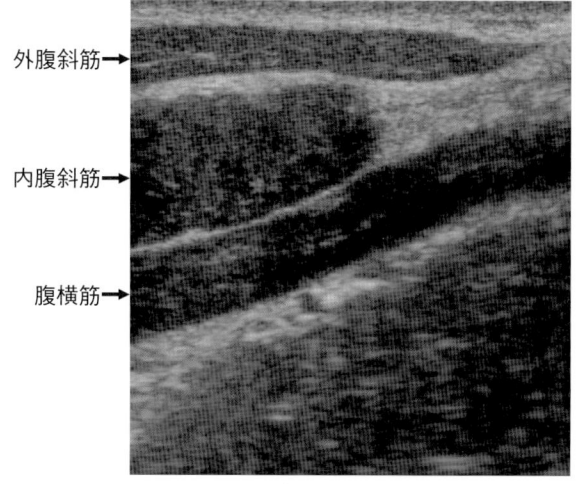

図 4-39 16歳，男性の腹部筋

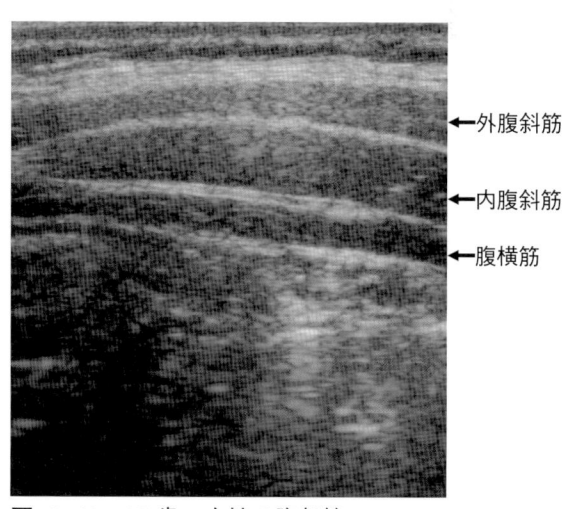

図 4-40 15歳，女性の腹部筋

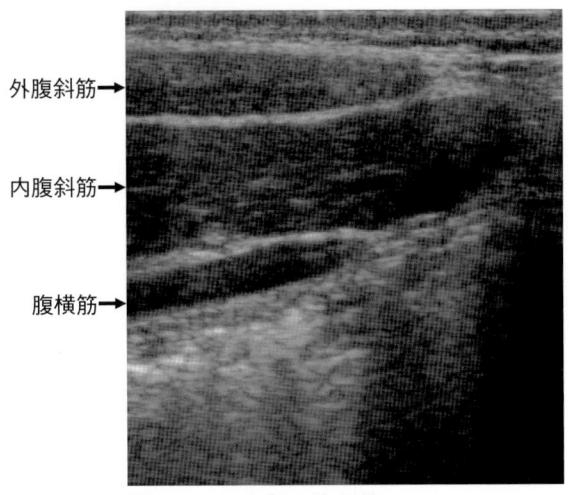

図 4-41　左側の腹部筋

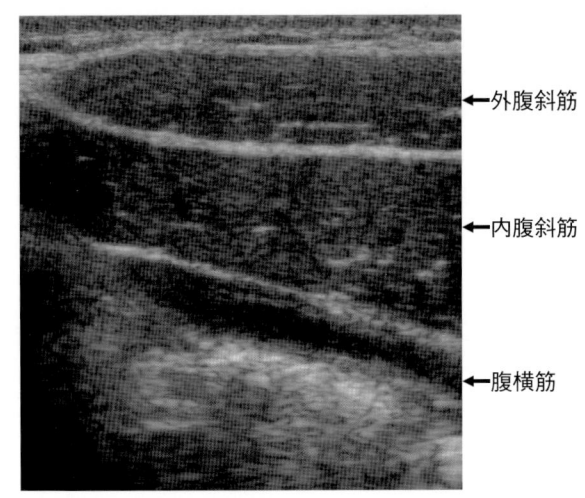

図 4-42　右側の腹部筋

　図 4-39 と図 4-40 も同じように背臥位で撮影したものですが，人によって筋肉の形や厚さが違うことがわかります．この二人はほぼ同年齢ですが，性別・運動歴に違いがあり，筋肉の厚さが違うことがわかります．この二人に同じように運動指導したら…どうでしょう？

　また図 4-41 と図 4-42 は同一人物の左右の腹部です．筋肉の厚さに左右差があることがわかります．運動を開始する前からこれだけの違い（個人差，左右差）が生じているのは，年齢・性別・運動歴・病歴など，さまざまな要因によるものと考えられます．こうした個人差を考慮しないで同じような運動を提供することは，怪我の原因となったり，正しい運動を習得する阻害因子となるのではないでしょうか．指導者は，こうした個人差を考慮しながら運動指導をする必要があります．

C 背臥位（仰向け）での腹横筋収縮の確認

　腹横筋の重要性は前述しましたが，実際に腹横筋が収縮しているかを確認するには，背臥位（図 4-43）で触ったほうがわかりやすいのです．この姿勢で「おしっこを切るように」口頭指示したときの変化が図 4-44 と図 4-45 です（「おしっこを切る」口頭指示は，腹横筋収縮を促すときに用いる．p58 参照）．この被験者は 30 歳代の女性ですが，上手に口頭指示に従って腹横筋収縮が行えています．

　腹横筋は意識して収縮することが難しい筋肉なので，前述したように骨盤底筋群を利用して収縮を促します．背臥位で腹横筋の収縮がみられても，立位になると十分な収縮ができないという人はよく見られます．

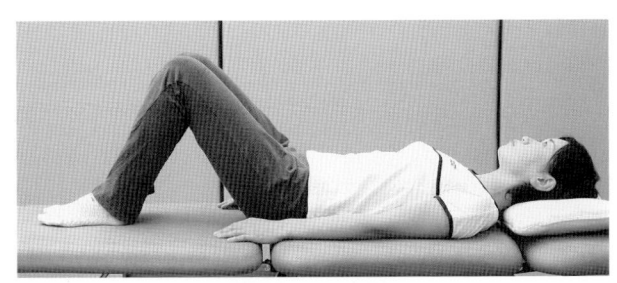

図 4-43　背臥位で膝を曲げた姿勢

図 4-44　背臥位：安静時①

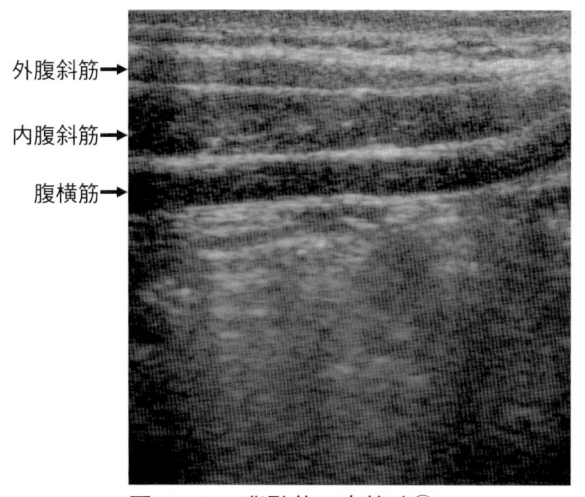

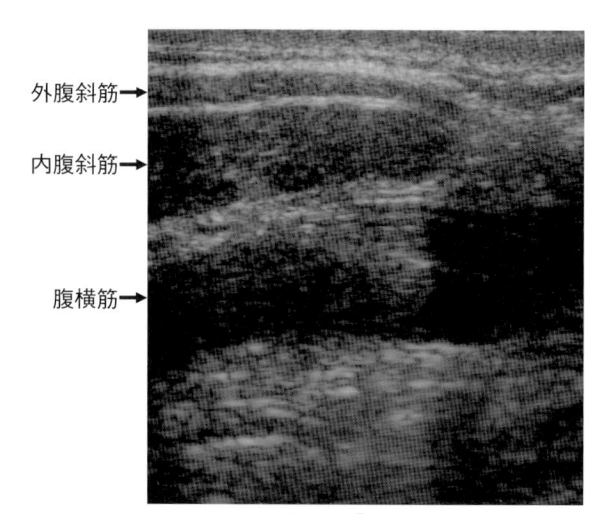

図 4-45　背臥位：「おしっこを切るように」口頭指示①

D 立位での腹横筋収縮の確認

　背臥位（仰向け）での腹横筋の収縮が可能になったら，立位でも同様に「おしっこを切るように」口頭指示をします．図 4-46 と図 4-47 は立位での腹横筋収縮を行ったときの腹部筋です．

　このように，「おしっこを切るように」口頭指示したほうが，筋肉の厚さが太くなっているのがわかります（丸で囲んだところ）．このエコー写真の対象者は十分に腹横筋の収縮ができる人です．このように local muscle がしっかりと収縮できれば，日常生活の活動範囲の拡大も期待できますし，腰痛などの既往がある方は，再発の可能性が低くなります．また尿失禁もこの腹横筋の収縮で改善できると考えます．

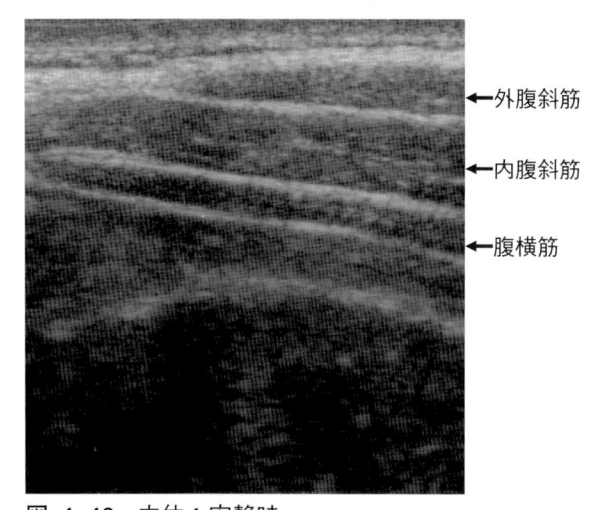

図 4-46　立位：安静時

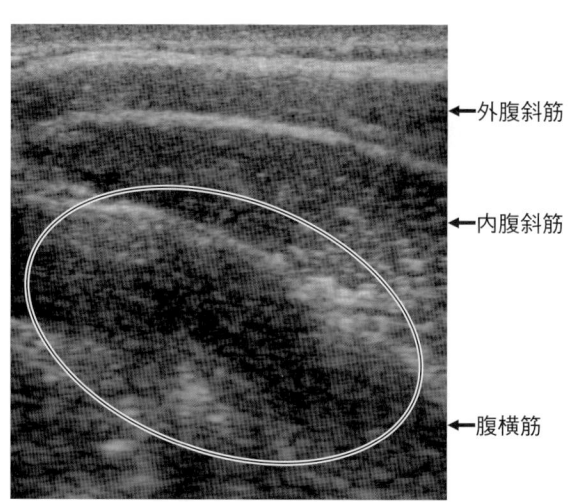

図 4-47　立位：「おしっこを切るように」口頭指示

E 腹横筋の収縮ができない例

　私たちが接する方はさまざまで，意識して腹横筋を収縮させることができる方ばかりではありません．特に，痛みがある人や高齢者では目的とする筋肉を収縮することが困難です．

　図4-48，図4-49は，背臥位（仰向け）で同じ口頭指示をしたときの女性の腹部筋です．この方は口頭指示をしても腹横筋の収縮がみられません．こうした方々には，腹横筋の収縮を意識しなくても腹横筋を働かすことができるような運動を提供しなくてはいけません．

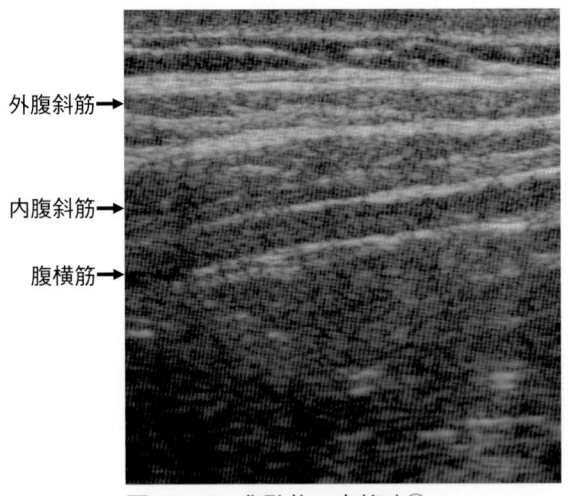

図4-48　背臥位：安静時②

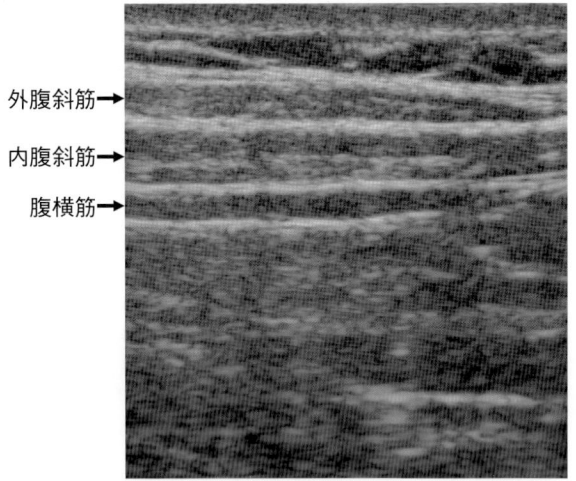

図4-49　背臥位：「おしっこを切るように」口頭指示②

　ではどうやって腹横筋を動かしてもらったらよいでしょうか．ここからは，意識しなくても腹横筋が収縮する例をエコー写真を確認しながら紹介します．

F 座位での体幹前方移動

　腹横筋を収縮させるために，私たちはレッドコードトレーナー®を使用して，椅子に座った状態で体幹を前方へ動かして重心移動範囲を拡大する方法を行っています（図4-50，図4-51）．この運動は，臥位に比べると不安定になるものの，ストラップをつかんでいることから安心感が得られるため，より大きな重心移動ができます．このように小さな運動量でも，図4-51に示すようにターゲットである腹横筋の収縮を促すことができます．この運動は，レッドコード・グループエクササイズメニューの中でも最初のほうに行う運動として位置づけています．この後に，よりダイナミックな運動を展開すると，効果的なトレーニングができると考えます．

　このように体幹を前方移動させるときには，「おしっこを切るように」口頭指示はしていません．つまり，ロープを把持して体幹を前方に倒すだけで図4-51のような腹横筋の収縮が得られるのです．高齢者や口頭指示で腹横筋を収縮させることが困難な方には，こうした簡単な運動から腹横筋の収縮を促すことが可能となります．

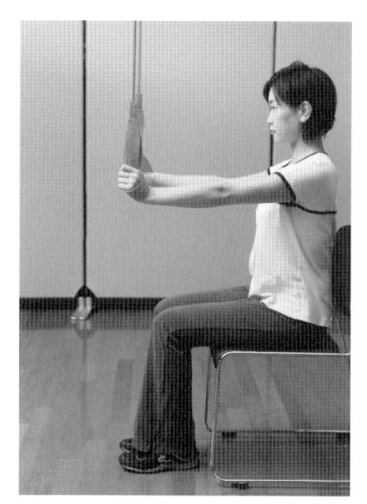

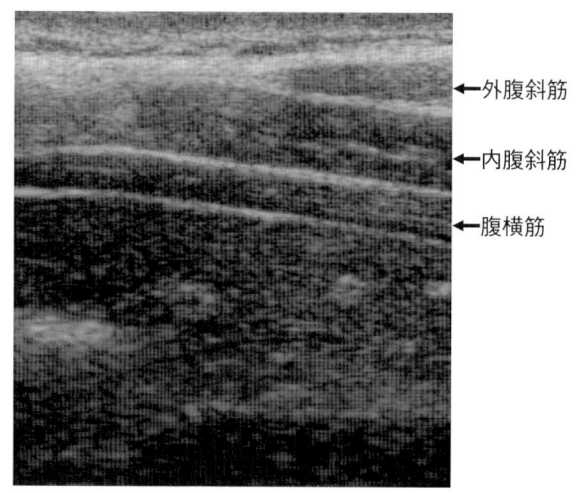

図 4-50　座位：安静時の肢位とそのときの腹部筋

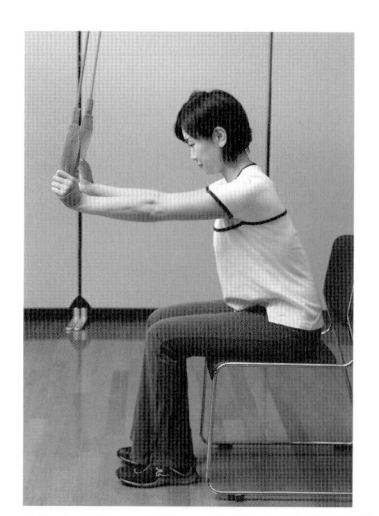

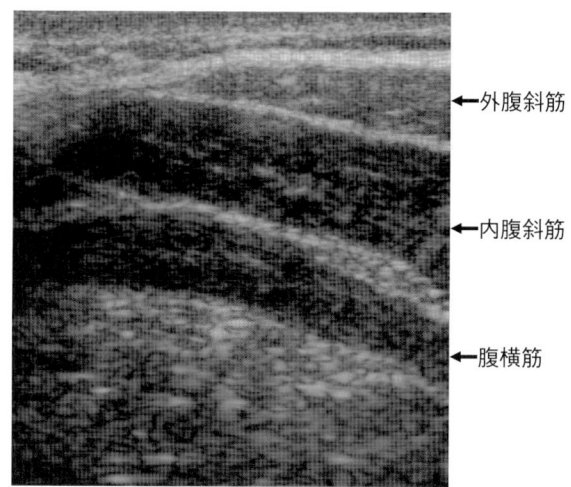

図 4-51　座位：体幹の前方移動とそのときの腹部筋

　また，この運動を行う際にあらかじめ腹横筋を収縮させることができる方には，動作開始前に腹横筋を収縮させてから体幹の前方移動を行うと，より効果的に腹横筋を収縮させることができます．**図 4-52** は意識しないで体幹を前方移動させたときの腹部筋で，**図 4-53** は動作開始前に腹横筋を収縮させてから体幹を前方移動させたときの腹部筋です．それぞれの筋肉の厚みに違いがみられます．

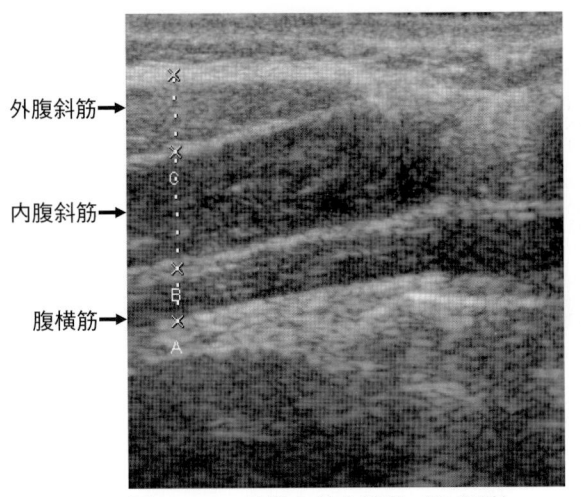

図 4-52 体幹の前方移動（無意識）
外腹斜筋：6.3 mm
内腹斜筋：9.6 mm
腹 横 筋：4.3 mm

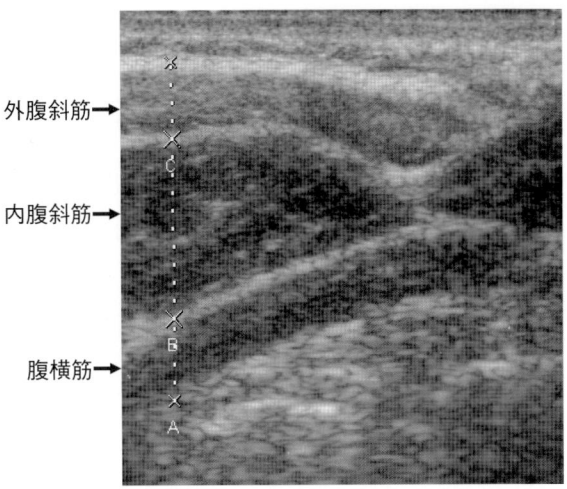

図 4-53 体幹の前方移動（腹横筋収縮を意識したとき）
外腹斜筋： 6.3 mm
内腹斜筋：14.7 mm
腹 横 筋： 6.7 mm

G 立位での体幹前方移動

立位での体幹前方移動でも同様に腹横筋の収縮を促すことが可能です．立位では，より高度なバランスを必要としますので，高齢者や立位が不安定な方には十分に注意して行ってください．

図 4-54 は安静立位姿勢とそのときの腹部筋です．

これに対して図 4-55 は，立位でわずかに体幹を前方に倒した姿勢とそのときの腹部筋です．立位で腹横筋の収縮が可能な人は，さらなる腹横筋の活動性向上が期待できるでしょう．

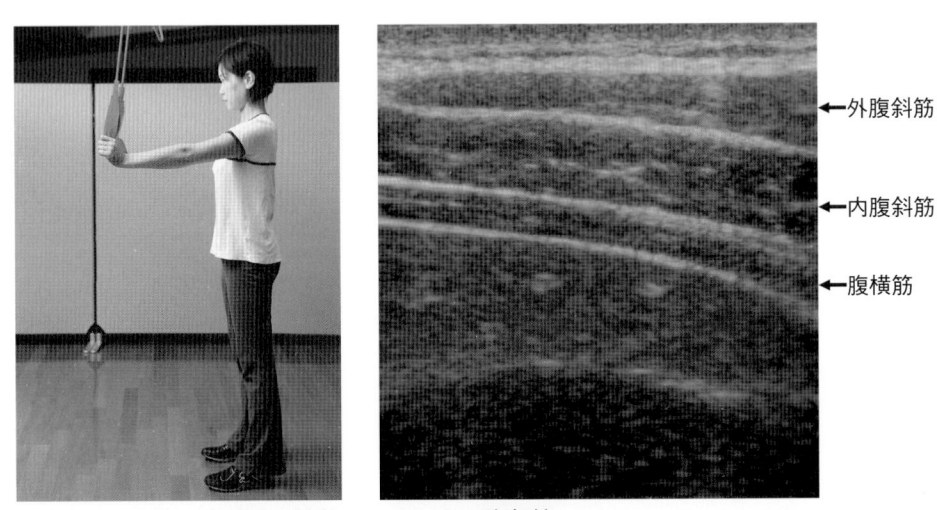

図 4-54 立位：安静時の肢位とそのときの腹部筋

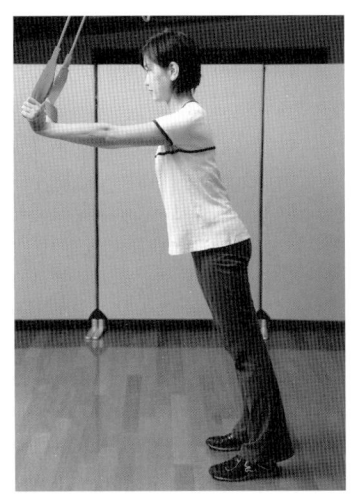

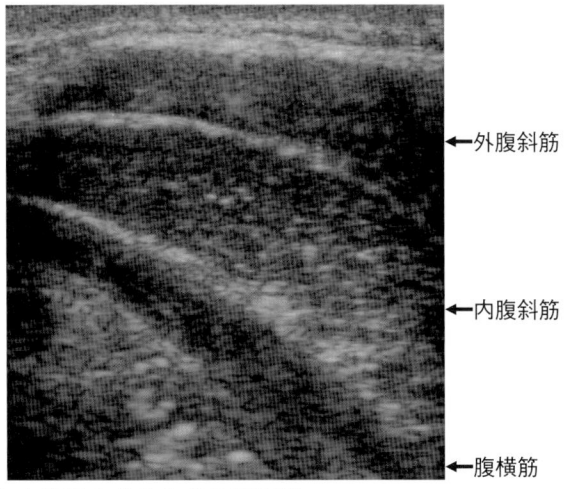

図 4-55　立位：体幹を前方に倒した姿勢とそのときの腹部筋

H 一般的な腹筋運動での腹横筋収縮の確認

　体幹の前方移動による腹横筋収縮を，一般的に行われているトレーニングと比較したらどうでしょう．通常，腹筋を鍛えるとき，背臥位（仰向け）で頭の後ろで手を組んで体幹を起こす運動をします．しかし腰が痛む人や高齢者には「お臍を見るように頭を上げて」と運動指導することがあります．このとき腹部筋はどんな収縮をしているのでしょうか．図 4-56〜図 4-58 は頭を起こしたときの姿勢とそのときの腹部筋です．頭を上げたくらいではなかなか腹部筋は働かないことがわかります．

　腹横筋を収縮できる人にとっては，肩甲骨中間くらいまで頭を持ち上げ，お臍を見ることができれば，レッドコードトレーナー®を用いた場合と同程度の腹横筋の収縮が可能ですが，これには多くの労力が割かれるため，私たちはレッドコードトレーナー®を利用して楽しく行うことを選択しています．

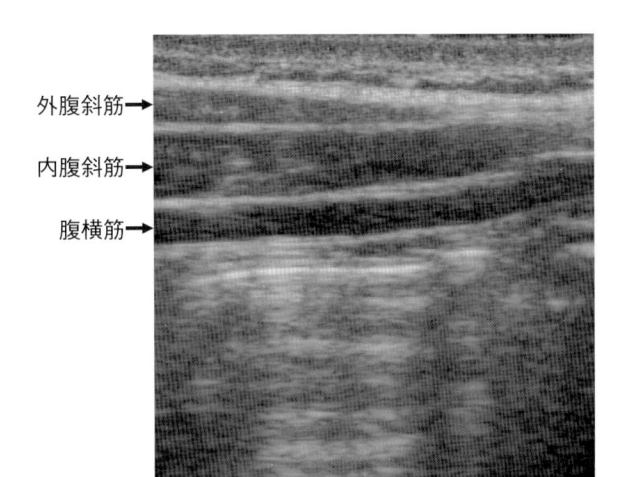

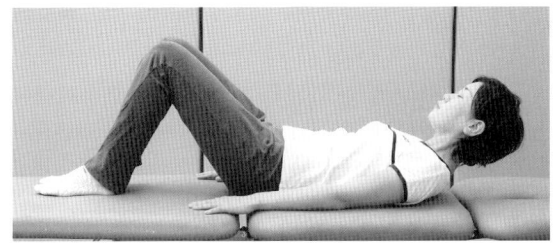

図 4-56　頭を起こしたとき
　　　　　腹部筋の活動は少ない．

外腹斜筋
内腹斜筋
腹横筋

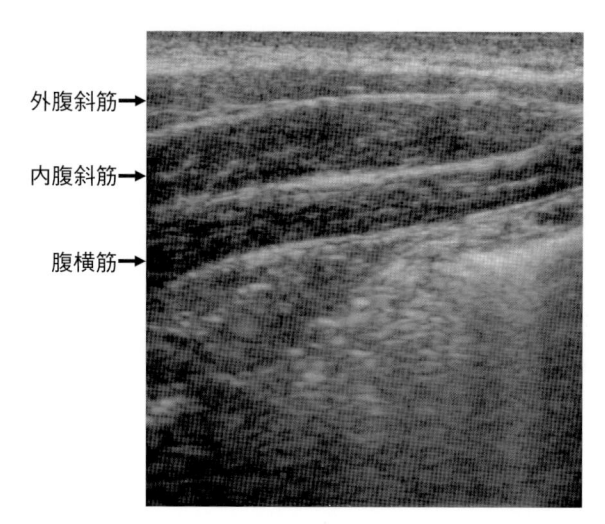

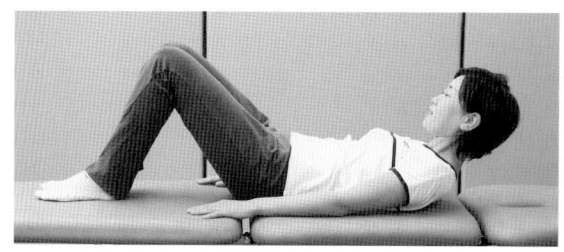

図 4-57 頭を肩甲骨付近まで起こしたとき
腹部筋は図 4-56 より活動している．

外腹斜筋
内腹斜筋
腹横筋

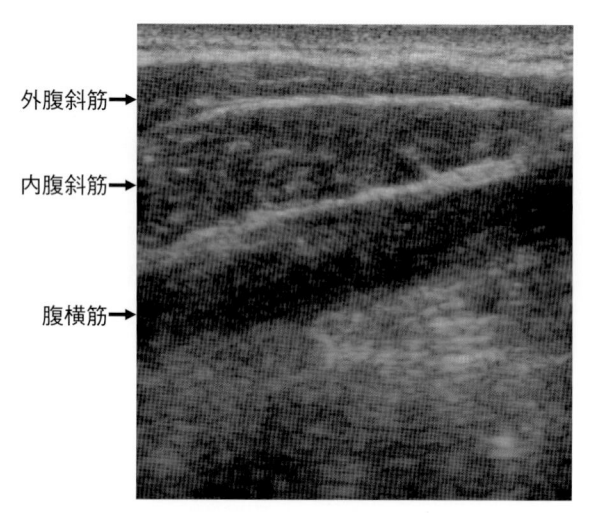

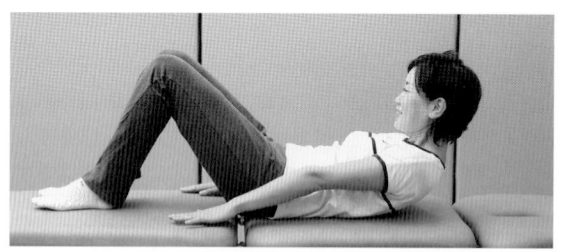

図 4-58 頭を肩甲骨中間くらいまで起こしたとき
腹部筋は図 4-57 より更に活動している．

■ 腹横筋収縮の確認場所について

　図 4-59A は今回，腹横筋収縮を確認するためにプローブをあてた場所です．前述では腹横筋収縮の確認は上前腸骨棘（ASIS）付近（図 4-59B）で行うとしました．これは 1999 年の先行研究で推奨しているものですが，実際にエコー撮影を行うと確認しにくいことがわかりました．そこで私たちは箇所を変えて撮影したところ，図 4-59A の位置が一番確認しやすいという結論に至りました．これとほぼ同時期に河上ら[31]は，「ASIS 付近の腹横筋の筋腹は非常に小さく，内腹斜筋と腹横筋の筋線維の走行が非常に似ているため，この部分で腹横筋のみの収縮を確認することは難しいのではないか」という研究を発表しています．さらに，腹横筋の筋腹はほとんどの領域で内腹斜筋に覆われていますが，第 10 肋骨の内側方付近には，内腹斜筋にも外腹斜筋にも覆われていない領域があることも報告しています．

　よりよい運動環境を提供するためにはさまざまな研究を参考にし，検討を重ねる必要があります．今回の腹横筋収縮の確認箇所に関しても先行研究と若干の違いがありますが，どの箇所が運動を受ける方々にとってわかりやすいのか，またどうしたら効果的・効率的に適切な運動を提供できるかを，これからも検証する必要があると思います．

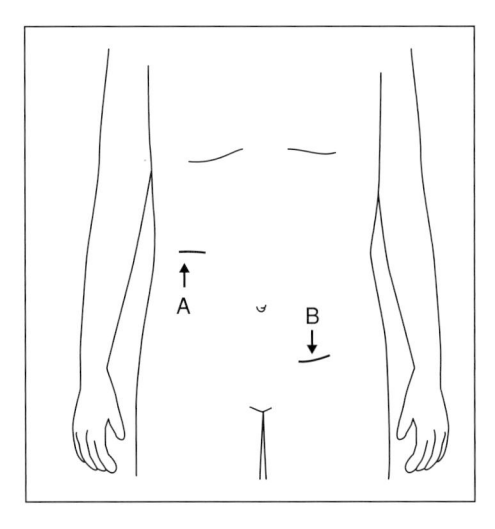

図 4-59 腹横筋収縮の確認箇所
A：あらたに用いた確認箇所
B：ASIS 付近での確認箇所

J 「笑うこと」と腹部筋の関係

　図 4-60 をご覧ください．外腹斜筋・内腹斜筋・腹横筋はともに大きく働いています．これは何をしたときでしょうか．実は，笑ったときの腹部筋なのです．「笑う」ことは良いことだとよく聞きますが，腹部筋はこんなに収縮するのです．持続的な収縮・意図的な収縮ではないですが，「笑う」ことで腹部筋の収縮を促すことができるという意味でも，「笑う」ことは良いことかもしれません．

　グループエクササイズは，多くの人と一緒に行います．このとき，指導者は動きだけにとらわれず，「笑い」という項目を含み，楽しく進めていく努力が必要であると思います．

　頭部や四肢（手足）が効率よく動くためには体幹の正しい活動が大切です．外国ではリハビリテーション室に超音波診断装置が普通に設置されていて，理学療法士が筋肉を観察し，対象者にエコー写真を見せながら筋肉の動きを理解させています．現在の日本で同じように行うのは難しい環境ですが，ここで紹介した運動と腹横筋収縮を踏まえて対象者に運動を促すことで，より効率的かつ効果的な運動が可能になります．

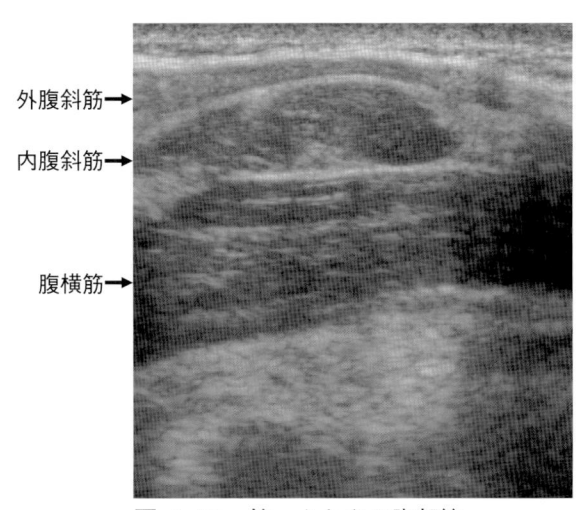

図 4-60 笑ったときの腹部筋

8．尿失禁に対するアプローチ

　今まで説明してきたように，local muscle のキーである腹横筋は，骨盤底筋群の収縮に連動させて収縮させ，その成果が見えてきました．一方で，高齢者を悩ますこととなっている尿失禁についても同じようなエクササイズにより，改善が見込まれるのではないかと考えています．ここでは，尿失禁を理解したうえで，レッドコード・エクササイズを考えていきたいと思います．

◪ 尿失禁に対するリハビリテーションの現状

　排泄障害は QOL（Quality of Life；生活の質）阻害因子の一つとしてさまざまな視点から注目されていますが，同時に排泄障害をタブー視した考えや，加齢による避けられないものといった誤った認識が当事者の内外に存在しています．また排泄障害の中でも尿失禁は，当事者や家族の生活範囲を著しく狭小化し QOL を低下させている反面，直接生命を脅かす症状ではないことや，失禁に対する誤った認識，羞恥心などが社会に根深く存在することから，適切な診断と治療によって多くの尿失禁は治癒もしくは改善すると考えられているにもかかわらず，多くの研究者が失禁を有する当事者の医療機関受診率の低さを指摘しています[32,33]．また 1989 年の NIH（National Institute of Health）調査報告[34]では，尿失禁に対して問題意識をもった医療専門職の少なさが指摘されましたが，現在のわが国においてもその人材育成と治療環境の整備が急務であり，問題が単に当事者にとどまらず，経済や環境にも及ぶことの再認識を迫られています．これに対し，イギリスなどでは理学療法士などのコ・メディカルが尿失禁者に関わるようになりましたが[35]，その具体的な働きは患者への内診をはじめとした検査，さまざまな物理療法機器を用いた治療や自己管理を目的とした運動療法の指導などに及んでいます．わが国においても特に経年的に増加する尿失禁は，医学，保健，福祉，家庭，社会，経済など多方面で大きな問題としてとらえられており，近年，泌尿器科領域を中心にさまざまなコ・メディカルに対して，その専門性を生かした関わりが求められるようになってきました[36]．しかし，現状においては一部専門外来などを有する大学病院などを除き，口頭での運動指導以外その関わりを認められておらず，四肢・体幹の粗大運動による local muscle の働きに着目したレッドコード・エクササイズの積極的な導入は，当事者の QOL ばかりか家族介護者の QOL をも向上させうる好機であると考えます．

◪ 尿失禁とは

　尿失禁とは「不随意に尿が漏れる状態」であり，その人および介護者や家族の QOL を著しく損うものとなっています．アメリカにおける尿失禁に対する医療費は，2000 年度で 3,000 億円以上であり，このことは尿失禁を抱える家族にとっても経済的に大きな問題となっているのです．また WHO（世界保健機関）の報告によれば，2030 年に世界人口に占める尿失禁者数は 2 億人を超えると予想されていて，尿失禁に対する治療方法は当然のことながら，多職種（いろいろな職種）の専門性を生かした積極的な保健・予防活動を含む総括的な働きかけが急務とされているのです．

　コ・メディカルといわれる専門職が一般に関わる尿失禁には**表 4-1** の腹圧性尿失禁，切迫性尿失禁，混合型尿失禁，機能性尿失禁などがあり，1948 年にアメリカの Kegel によって提唱された骨盤底筋体操は，現在でも腹圧性尿失禁および切迫性尿失禁に対する保存的治療法として，薬物療法と併用して第一選択とされています．

表 4-1　尿失禁の分類

1．腹圧性尿失禁
2．切迫性尿失禁
3．混合型尿失禁
4．溢流性尿失禁
5．機能性尿失禁
6．尿管性尿失禁，その他

　この運動は主に内尿道括約筋と恥骨尾骨筋の筋力増強を目的としており，これにより筋の安静時の緊張度と，腹圧上昇時の反射性収縮の改善が得られれば，尿道の支持および閉塞が可能となり，骨盤底筋訓練が適切に自己管理できれば，1～3カ月でかなりの尿失禁症状は改善され，これらから前立腺切除後の腹圧性尿失禁のある男性も対象となっています．このようにその有用性を認められた骨盤底筋体操ですが，一方では小さな随意筋をコントロールできない高齢者や認知症患者など，骨盤底筋群の筋力増強において QOL の向上が得られると考えられる多くの人が，対象者として，とらえられていないのが問題となっています．

　私たちは，このような高齢者に対して，local muscle に着目したレッドコード・エクササイズにより，より充実した生活を送ってほしいと考えています．

　では，尿失禁が起こってしまう方々の骨盤底筋群はどのようになっているのでしょう？

　腹圧性尿失禁時の骨盤底の状態をみると，**図 4-61B** のように膀胱を支持することが不十分となり，膀胱と尿道の角度が減少し，くしゃみをしたり，階段を降りたりなど，日常生活内でのちょっとした動作で，腹圧の上昇に耐えかねて尿が漏れてしまうと説明されています．

　また近年，骨盤底筋群の脆弱による骨盤内臓器の下垂は排便障害の大きな原因となっていることが明らかとなりました．骨盤底筋群の筋力増強は，便秘といった排泄障害の改善による安定した日常生活の維持獲得に欠くことのできないものと思います．

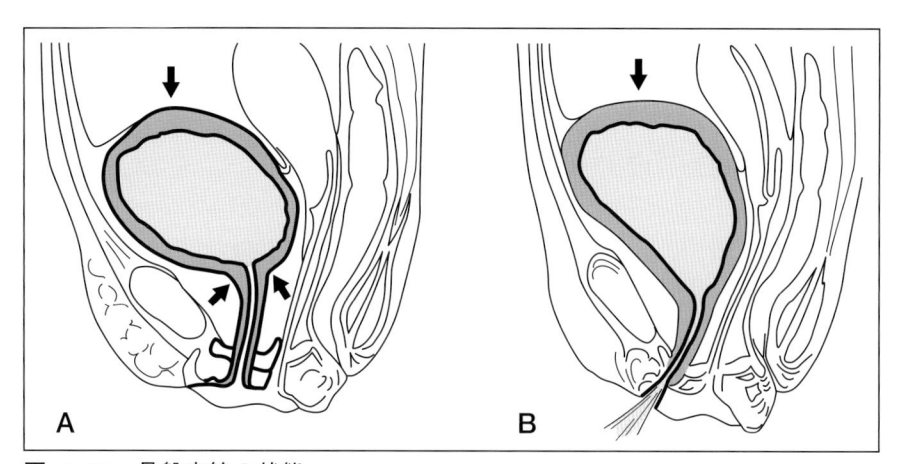

図 4-61　骨盤底筋の状態
A：正常，B：腹圧性尿失禁．

C Kegel の骨盤底筋体操による基本姿勢

　図4-62で示した「骨盤底筋体操時の4つの基本姿勢」は，現在さまざまな骨盤底筋体操の指導書やパンフレットなどで紹介されているものです．どの運動を選択するかの判断は「運動しやすい姿勢」を選ばせるといったものが多く，機能解剖学的にどの姿勢が骨盤底筋群の筋活動を容易にできるのかといった考慮はされていないのが現状です．また具体的に骨盤底筋群の位置覚や筋縮感覚の低下した事例には，自己内診法といったフィードバック訓練法や，低周波による筋収縮運動での代用といった選択肢もあるのですが，高齢者の尊厳やわが国における施行上の制限などから，新しい視点での骨盤底筋体操が求められているのです．

　Kegelの提唱した骨盤底筋体操は，腹圧性尿失禁の改善に有効な運動方法として広く普及しています．この運動療法の基本姿勢は，腹直筋の筋緊張を低下させることに主眼をおいたものであり，腹直筋収縮と骨盤底筋群の収縮には逆相関があるという理論に基づいていました．しかしながら，この理論の正当性は，現在必ずしも証明されていないので，骨盤底筋群の筋活動がより容易となる運動基本姿勢を明らかとすることで，ベッドや車いすでの生活を中心とする尿失禁事例でも，自己管理の可能な運動方法の可能性について検証をすることが必要なのです．

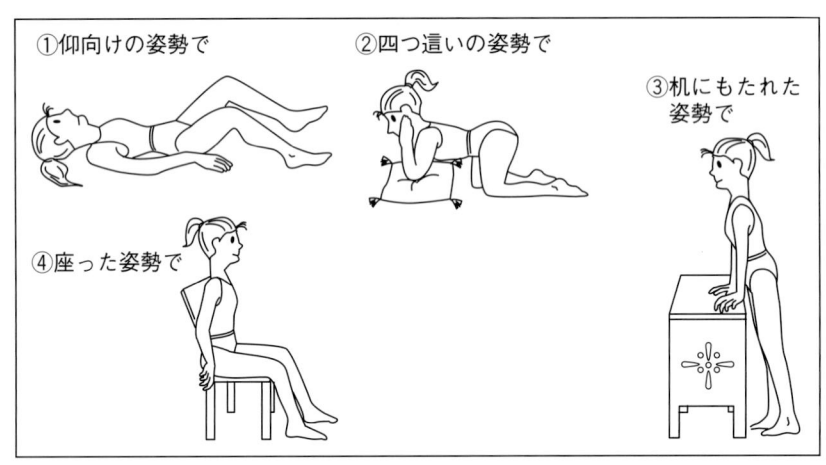

図4-62　骨盤底筋体操時の4つの基本姿勢

D 排尿自立に求められる「筋力と巧緻性」向上

　一般にADL（日常生活活動）が向上している症例ほど排尿自立の割合が高いといわれています[37,38]．夏目ら[39]は脳血管障害患者への関わりから下肢機能を中心としたリハビリテーションにより，移動能力を改善させることで排尿自立が期待できると述べていますが，高齢者の特徴として，加齢による筋力低下を生じる年齢や程度について，Rogersら[40]は，筋力は50歳まで維持され，50〜70歳では10年経過するごとに15％ずつ減少し，70〜80歳では30％減少すると述べています．またLexellら[41]によると，図4-63に示すように筋線維の数は筋容量の年齢変化と同様に24歳でピークを迎え，加齢に伴ってその数は減少したと述べ，20〜80歳までの減少率は39％であったと報告しています．次いで加齢に伴うVO_2max（最大酸素摂取量）の低下については，Astrandら[42]により報告されたのを最初に，多くの研究がなされています[43]．VO_2maxは，最大運動時に，どのくらい酸素を体内に入れることができるかというテストで，その酸素量が多ければ体力があると判断されます．運動時，酸素は筋肉で消費され，たくさん吸収できれば，それだけ多くの筋肉を動かすことができ

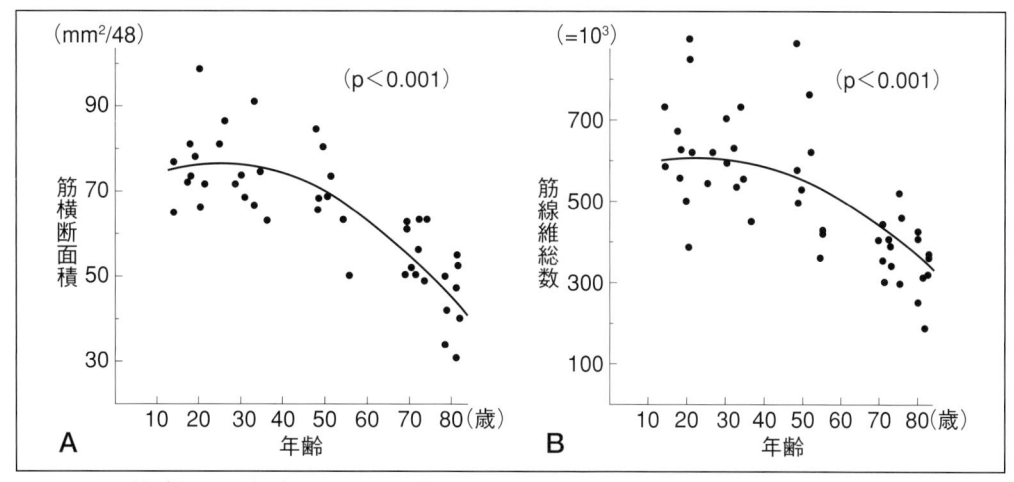

図 4-63　筋線維数と筋容量の経年変化
A：筋横断面積と年齢の関係．加齢により筋横断面積は減少し，70歳代で顕著な値を示した．
B：筋線維総数と年齢の関係．

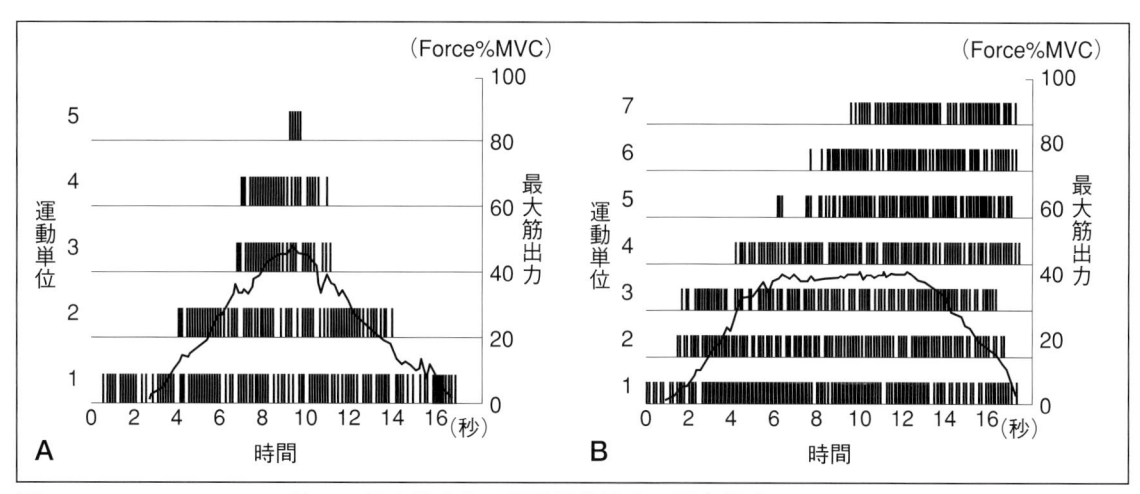

図 4-64　decomposition法での最大筋力と，運動単位発火〜消火様式
A：正常な運動単位発射様式
B：高齢者の異常な発射様式
・実線は40%MVCまで徐々に筋力をアップし，しばらく持続した後，再びゼロに戻したときの筋収縮力（Force%MVC）
・MVC：最大等尺性随意収縮時の平均筋電位
・%MVC：MVCを基準に試技間や被験者間の比較をするときに用いる
・Force%MVC：筋出力を%で指定したカテゴリー

ると考えるからです．

　反面，高齢になっても筋力増強が可能だとする報告も多くされており，Welleら[44]は20歳代と60歳代の被験者に同様の筋力増強訓練を施行し，訓練の前後にMRIにおいて筋の断面積と筋力を測定したところ，筋の断面積は全体に20歳代が上回っていたが，膝伸筋においては有意差をみなかったと報告しています．次いで筋力の増加率では肘屈筋および膝伸筋での有意差はみられなかっ

たが，膝屈筋では60歳代が優位だったと述べています．さらに運動の巧緻性についての報告をみると，森谷ら[45]はトレーニング後期では筋肥大による筋力増強は若者に優位に確認できたが，高齢者においても同様に筋力増強は確認できたと報告しています．しかし高齢者の筋力増強は，筋肥大の影響よりも学習効果による運動単位の動員様式，インパルス発射頻度の増加などに伴う神経・筋興奮水準の上昇などの改善によってもたらされているとも述べ，さらにKamenら[46]は，高齢者の巧緻性低下の原因について，針筋電によるdecomposition法を用いて運動単位の発射様式を調べ，図4-64のように巧緻性の衰えを，弛緩すべき筋肉に力が入ったままになる状態から引き起こされているのではないかと報告しています．これらからも高齢者においても筋力増強が可能であり，その筋力増強訓練により運動の巧緻性をも高める可能性がうかがえ，移動能力の改善から排尿自立への可能性が考えられるのです．しかしこの関連について十分なエビデンスはなく，移動能力と排尿自立度に関して共通した評価での基礎研究の積み重ねが求められます．

E 自立排尿に適した姿勢獲得とリスク

鮫島ら[47]は，脳血管障害者の尿失禁関連要因として臨床での研究報告を発表しています．それによると片麻痺回復段階を示すBrunnstrom recovery stageの分類では，上下肢ともに重度麻痺患者の排尿自立度は低く，また排尿自立度の高い者は健側上下肢および体幹筋力のレベルが高かったと述べ，特に健側下肢筋力の場合Good以上（運動抵抗に弱いながらも打ち勝つ力のレベル）でなければ，病棟内トイレやポータブルトイレの使用が困難で，同様に座位バランスの保持と密接な関係をもつ体幹筋力においても同様の結果を示したと報告しています．さらにこの結果から，早期の座位獲得と健側下肢筋力増強の重要性について述べていますが，周知のように高齢者には多重臓器罹患の可能性があり，特に中枢神経疾患による後遺症を有している場合，一概に筋力増強を図ることは痙性（筋肉の緊張）を高めるなど，麻痺の状態を増悪させる可能性があり，運動指導とその管理方法についての慎重な検討が求められています．特に排尿動作での姿勢変換や姿勢保持に関しては，中枢神経系の姿勢制御システムが，前庭迷路系，視覚系，深部感覚系，表在知覚系などからの情報を統合制御し，四肢・体幹の拮抗筋，抗重力筋に対して適切な筋緊張を保つための指令を出しつづける必要があるのです．脳血管障害者の場合には，運動環境や運動方法などのさまざまな内外因子の影響を大きく受けるため，中枢神経疾患に対する基礎知識は当然ながら，例えばBobath法，Brunnstrom法，Rood法，KabatとKnottの提唱したPNF（固有感覚受容性神経筋促通手技）法などの神経生理学的，あるいは神経発達学的アプローチでの視点が，良好な排尿動作や姿勢を獲得するうえで重要な要素になりうると考えます．前述したようにレッドコード・エクササイズを用いて，対象者の運動能力に合わせた適切な負荷量を設定できることは，今後の治療において，大きな変化が期待されることになると思います．本間ら[48]や戸村ら[49]の高齢者を対象とした尿失禁に関する実態調査結果では，調査対象の80％以上が機能性尿失禁に分類され，亀井ら[50]の報告にあるように，脳血管障害の発症が尿失禁の契機となったとの報告が多かったのです[51,52]．

このようなことからもリハビリテーションの関与による寝たきりの予防と，早期離床によるADLの拡大はさまざまな廃用性症状の予防および改善のために有用です．また並河[53]は男性の背臥位（仰向け）での排尿について，姿勢による排尿抑制に加え尿道抵抗の増加や内外尿道口間の水圧差の減少を生じ排尿困難な姿勢であると述べており，腹臥位（うつ伏せ）もしくは半腹臥位（座位での体幹前屈位）の有用性を訴えています．このようなことから，早期座位の獲得は，より小さな支持面での姿勢保持と上肢の運動域拡大に向けて，その後のADL再獲得に欠かせないものであると考

えます．より安楽な膀胱尿道角を得ることでの無理のない能動的排尿姿勢の確立による排尿自立のために，安定した座位や立位は必須となると報告しています[54,55]．

図 4-51，図 4-55 は，レッドコード・グループエクササイズにおいて，頻繁に使われる動きです．このように動作の中から廃用性症状の予防，改善から尿失禁へのアプローチを考えていくことは重要だと考えます．多くの専門職が日々接する病態の中に，直接関連をもつ排尿問題と，そうでないものがあることを知っていただける好機となれば幸いです．

F 望ましい運動基本姿勢とは

立位，座位，臥位といった異なる姿勢において数十種類の基本生活動作や運動を行い，数人の被験者において筋電図測定を行ってみました．その結果から，骨盤底筋体操を施行するにあたり，最も腹直筋収縮による抵抗を受けづらかった基本姿勢は「臥位」であったのです．

ベッド上基本動作による骨盤底筋群筋力増強の可能性

従来，尿失禁のある方に対して自立を図るための日常生活自立度は，ポータブルトイレへの移乗，もしくはトイレまでの移動動作獲得に焦点が当てられてきました．しかしながら本研究によって，ベッド上基本動作のいくつかがコントロールされる（意図的に強化される）ことによって，本人が骨盤底筋群の収縮を意識することなく，腹直筋の収縮を上回った筋活動を得られることが明らかとなってきました．

このことから，尿失禁自立を図るための日常生活自立度の判断は，移乗，歩行能力からベッド上での基本動作までさかのぼることができ，臥床期より積極的な排尿コントロールに向けての可能性が開けたと考えることができるようになりました．

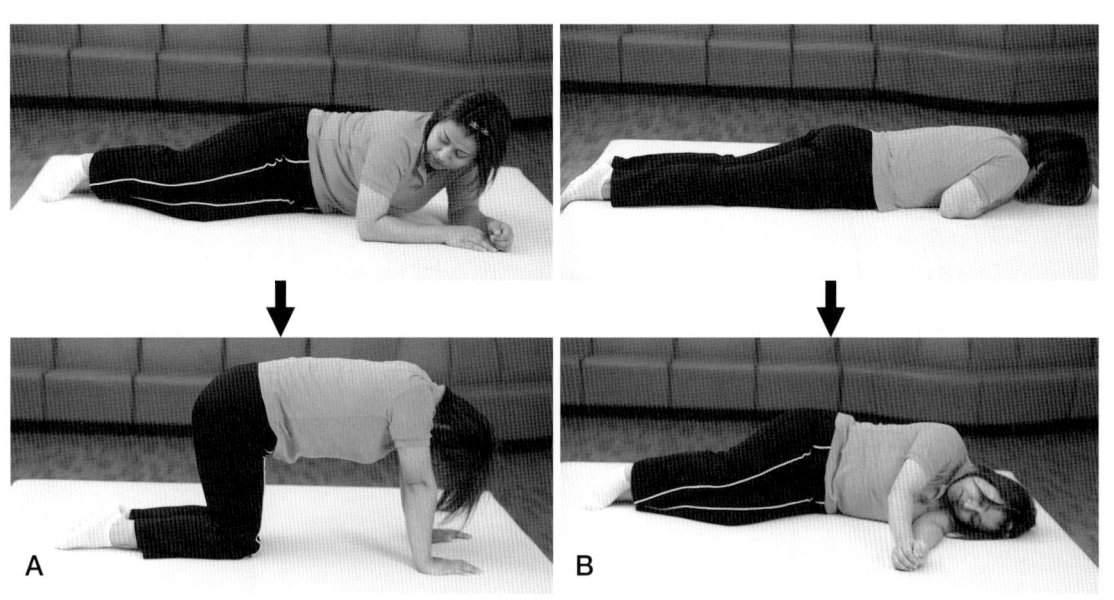

図 4-65　体位移動
A：肘立て側臥位から四つ這い位
B：腹臥位から側臥位

この研究をまとめると，肘立ち位から四つ這い位への体位移動時に，骨盤底筋群の筋活動が最も大きく確認され，次いで腹臥位から側臥位への体位移動となりました（図4-65）．次に骨盤底筋群の活動が大きかったのは，図4-66に示す背臥位からの頭部挙上運動でした．これは通常の骨盤底筋体操指導時には腹圧上昇を招くために行うことのない運動であり，今回，特に両下肢屈曲位での頭部挙上運動においては，被験者全員に骨盤底筋群の高い筋活動が確認されたのです．

　local muscleトレーニングは尿失禁アプローチにも有効であることがわかったのです．レッドコード・エクササイズを進めることは，もちろん運動機能の向上が主目的ですが，運動機能が低下することによって尿失禁を併発する方に対しては，より効果的であることが理解できると思います．

　すべての運動に共通しているのは，床面における基本動作であり，とりもなおさずベッド上での基本動作であることからも，身体機能の低下した尿失禁症例に対し，早期運動療法提供の可能性が考えられました．

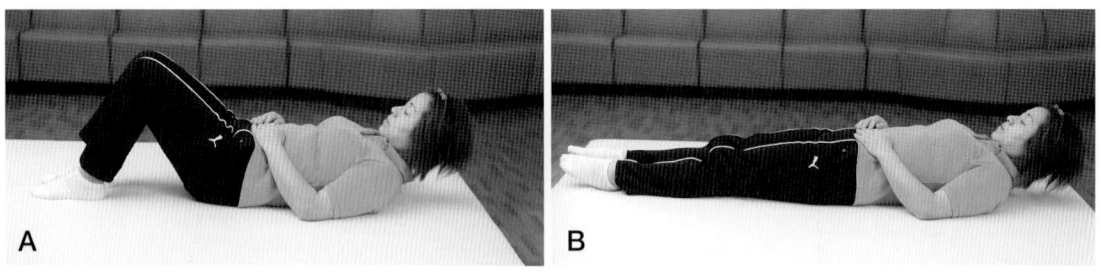

図4-66　背臥位での頭部挙上
A：両下肢屈曲位
B：両下肢伸展位

　小松[56]は，尿失禁症例に対するケアは，失禁外来を受診する患者に対して行うばかりでなく，潜在するすべての対象に「尿失禁は改善できる」ことを，あらゆる機会を通じて啓発・教育することから始まると述べています．また，西村[57]は失禁に対する対処の原則を，排泄は生まれてから死ぬまで続く生理的行為であると同時に社会的行為でもあり，それぞれの発達段階に応じてニーズがあり，すべての人が排泄ケアの対象となると述べています．このことからも，尿失禁に対するリハビリテーションの効果を考えることは，リハビリテーションを用いる目的を明確にすることにほかならないと考えます．つまり失禁量の減少や排泄動作の安定性を求めることは当然ながら，それらの変化によって当事者のQOL（生活の質）がどのように改善したのか客観的評価が重要で，具体的な支援としては単に骨盤底筋群の筋力増強にとどまらず，個々の年齢や身体機能などの多面的な視点より，安定した排尿姿勢を獲得するための起居動作および移動動作，そして円滑な排尿動作に求められる手指の巧緻性，さらにそれらを統合しコントロールするための認知能力などの維持・再獲得を目的とした，より専門的な関わりが必要となるのです．

　また，リハビリテーション専門職にとどまらず，介護に関わるすべての人が個々に尿失禁への見識を高め，対象のさまざまな情報から自分たちの関わりによって改善する可能性のある尿失禁なのか否かを判断できることは重要であると考えます．しかし，川平ら[58]や北村ら[37]の，中枢神経疾患を有すなどの母集団で排尿異常を訴えなかったグループの約半数にも膀胱機能異常を認めたという報告もあり，リハビリテーションの効果判定のためには，骨盤底筋群の脆弱に起因する尿失禁なのか，四肢・体幹の運動機能低下に起因する尿失禁なのか，または失行や失認などの高次脳機能障害

に起因するものかなど，医師の判断が重要と考えます．特に高齢者においては福地[38]の報告にあるように加齢に伴う多重臓器罹患の可能性が考えられ，さらにそれらに対する投薬の影響からの発症も視野に入れなければならず，尿失禁そのものの発症原因に対する泌尿器科医の明確な診断が必須となることを理解しておく必要があります．

9．摂食・嚥下障害とその予防に対するアプローチ

近年，栄養ケアの重要性が唱えられています．

高齢者や障害者をケアする際に，摂食や嚥下の問題が非常に重要視されるのは，栄養と筋力との関係から，日常の生活レベルを低下させず，むしろ向上できるようにするためなのです．食欲の低下，嚥下障害などの問題は，介護職の頭を悩ませることが多いと報告されています．しかし，直接的な嚥下・摂食訓練や嚥下反射などの訓練には熟練を要し，専門的な知識や技術が必要になります．言語聴覚士が勤務している病院・施設では，アドバイスをもらいながら介護職が行っているところも見受けられますが，摂食・嚥下に対してのアプローチが十分でない介護施設が大半であると思います．食事のケアをする際，大切なのはどのような姿勢で食べるかで，姿勢を正すだけで摂食能力が変化することはよくみられます．直接的な嚥下・摂食訓練や嚥下反射などの訓練は他の書籍に譲ることとし，本項においては，レッドコード・エクササイズの概念を基に，介護職でも摂食・嚥下の訓練として導入しやすい姿勢保持や頸部・体幹の機能を考えたトレーニングを紹介します．

A 適切な姿勢・食べ方とは

高齢者や障害者はどのような姿勢で食べるのが楽なのでしょうか．

特に誤嚥（むせ）は，肺炎につながり重篤となる場合もあります．どうしたらその危険性を減らすことができるのでしょうか．

いくつかの専門書や介護技術書をみると，以下の5つが摂食・嚥下の際のポイントとして挙げられています．

　①椅子座位で背中が伸びた姿勢がよい
　②首がやや前に倒れた，顎が少し出た姿勢がむせづらい
　③自分にあった椅子を使い，足の裏がついた座位姿勢がよい
　④個人に合った楽に使えるテーブルを用いる
　⑤喉周囲筋の柔軟性と筋力が必要である

①～⑤についてそれぞれ考えてみます．

まず，①として椅子座位で背中が伸びた姿勢がよいとしています．たしかに，背中が曲がった姿勢では以下のような弊害が考えられます．

・胸が圧迫されて食べた気にならない．
・手の届く範囲が狭い．
・下を見たままでは，顎を引きすぎた姿勢になり飲み込みづらい．
・前を見ようとすると，顎を突き出した姿勢になり飲み込みづらい．
・視界が狭く，食事を楽しめない．

では背中が伸びた姿勢にするためには，どうすればよいのでしょうか．

まっすぐの姿勢を考えると，理屈では，首と胸，腰の骨が正しく並べばまっすぐになると思います．これは，人間の体のつくりが図4-67のように連結しているためであり，どこか一部分が悪ければ姿勢が崩れてしまいます．

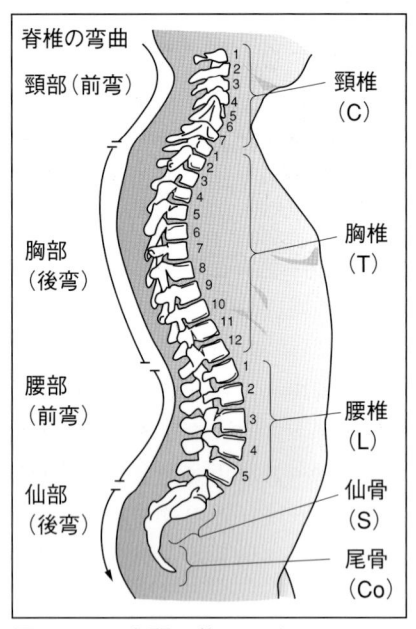

図4-67 人間の体のつくり

この姿勢の崩れを防ぎ，また正しい姿勢に改善するためには，前述したようにlocal muscleとglobal muscleが有効的に働いて，骨格を支える必要があります．特に嚥下・摂食について考えてみると，体幹筋（深部筋）の筋力強化による体幹部シリンダーの安定，肩甲帯の筋の柔軟性と筋力強化による上位胸椎部の伸展保持能力の向上が必要になります．これらに対する具体的対処方法については，後でレッドコード・エクササイズの概念に基づいたトレーニングとして紹介します．

次に，②首がやや前に倒れた顎が少し出た姿勢がむせづらいについて考えると，たしかにそれ以外の首の位置では以下のことが生じます．

・顎を上げて飲み込んだらむせやすい．
・顎を引きすぎたら食べ物が喉を通りづらい．

一方で首の角度については，頸部の角度の違いにより，嚥下時の声門前庭の閉鎖状態が変化することが報告されています．

頸部中立位で声門前庭の閉鎖が正常であった人（35人）を調べると，頸部前屈位では34人が正常閉鎖，1人が不完全閉鎖で，頸部後屈位では25人が正常閉鎖で10人が不完全閉鎖でした．逆に，頸部中立位で声門前庭の閉鎖が不完全であった人（18人）では，頸部前屈位では9人が正常閉鎖，9人が不完全閉鎖で，頸部後屈位では2人が正常閉鎖で16人が不完全閉鎖でした（**表4-2**）．このことから，声門前庭の閉鎖（不完全であれば声帯のほうに食べ物が流入しやすい）のしやすさは，頸部前屈位，中立位，後屈位の順となることがわかります．

表 4-2 嚥下時の頸部の角度と声門前庭の閉鎖状態

中立位		頸部の角度	前屈位	後屈位
正常閉鎖	35人	正常閉鎖	34人	25人
		不完全閉鎖	1人	10人
不完全閉鎖	18人	正常閉鎖	9人	2人
		不完全閉鎖	9人	16人
合計	53人	合計	53人	53人

では頸部の角度の違いによる嚥下時の喉頭蓋の動きの変化については，どうでしょうか．

頸部中立位で嚥下時の喉頭蓋の動きが正常であった人（43人）では，頸部前屈位では43人が正常で，異常な動きをした人は0人，頸部後屈位では39人が正常で，4人が異常な動きをしました．逆に，頸部中立位で嚥下時の喉頭蓋の動きが異常であった人（10人）では，頸部前屈位では2人が正常で，8人が異常な動きをしました．頸部後屈位では10人すべてが異常な動きをしました（**表4-3**）．このことから，嚥下時の喉頭蓋が正常（異常であれば食べ物が飲み込みづらい）に動きやすいのは，頸部前屈位，中立位，後屈位の順となることがわかります．

表 4-3 嚥下時の頸部の角度と喉頭蓋の動き

中立位		頸部の角度	前屈位	後屈位
正常な動き	43人	正常な動き	43人	39人
		異常な動き	0人	4人
異常な動き	10人	正常な動き	2人	0人
		異常な動き	8人	10人
合計	53人	合計	53人	53人

この首の位置を保ち，コントロールするために，首の筋の柔軟性，リラクゼーションによる首の可動性の向上と頸部（深層筋）の筋力強化による頸部の安定性向上が必要になります．

足の裏がついていない座位姿勢は，バランスが悪く安定しません．特に脳血管障害などによる片麻痺者にとっては，体が傾くのを強めてしまうことになります．これには，椅子の高さを変更する，足の下に踏み台などを設置するなどのことが対策として挙げられていますので，詳しくは他の書籍を参考にしてください．

上肢の使いやすさ，姿勢の保持のしやすさなどに重要となってくるのがテーブルの高さです．高くても低くても使いづらいのです．テーブルの高さは，「床から何cm」とみるのではなく，椅子の座面，おしりからテーブルの天板までの距離でみます．対象者の座高の1/3からもう少し低いくらいの高さがよいとされています．

飲み込みやすくするためには，喉周囲筋の筋力強化と筋柔軟性の向上や嚥下反射などの改善が重要です．

これらに対する直接訓練については，他の書籍を参考にしてください．関連事項として，喉周囲筋の筋力と筋柔軟性については，以下のことを理解しておきましょう．

加齢により甲状軟骨～胸骨距離が短縮することで，喉頭位置が下降します．嚥下障害の有無により，甲状軟骨～胸骨距離・喉頭位置・GSグレード（喉頭挙上筋群の筋力）に有意差が認められた

と報告されています（**表 4-4**）．これらのことより，首の位置を保つ，またコントロールするためには舌骨下筋群の短縮がある場合は，筋の伸張性の向上が必要であること，そして舌骨上下筋群の筋力増強が必要であることがいえます．

表 4-4　健常者と脳血管障害者の喉頭位置と舌骨上下筋群の筋力

	若年者群	高齢者群	嚥下障害なし群	嚥下障害あり群
オトガイ〜甲状軟骨距離（cm）	6.4±0.9	6.6±1.0	6.7±0.8	6.4±1.0
甲状軟骨〜胸骨距離（cm）	12.2±1.0	9.5±1.1	9.1±1.2	7.6±1.2
オトガイ〜胸骨距離（cm）	18.5±0.4	16.1±1.1	15.8±1.1	14.1±1.8
喉頭位置（cm）	0.34±0.04	0.41±0.05	0.43±0.04	0.46±0.05
GSグレード（喉頭挙上筋群の筋力）	4.0±0.0	4.0±0.0	3.8±0.6	3.0±1.2

B　レッドコード・エクササイズの概念に基づいたトレーニング

正しい摂食・嚥下の姿勢を獲得するためには，以下のことが必要になります．
①体幹筋（深部筋）の筋力強化による体幹部シリンダーの安定
②肩甲帯の筋の柔軟性と筋力強化による上位胸椎部の伸展保持能力の向上
③首の筋の柔軟性，リラクゼーションによる首の可動性の向上
④頸部（深層筋）の筋力強化による頸部の安定性の向上
⑤舌骨下筋群の短縮がある場合，筋の伸張性の向上
⑥舌骨上下筋群の筋力強化

それぞれについて，レッドコード・エクササイズの方法を解説します．①については前述しましたので②から説明します．肩甲帯，胸部の筋肉が**図 4-68**のような状況に陥ることにより，姿勢不良を起こします．

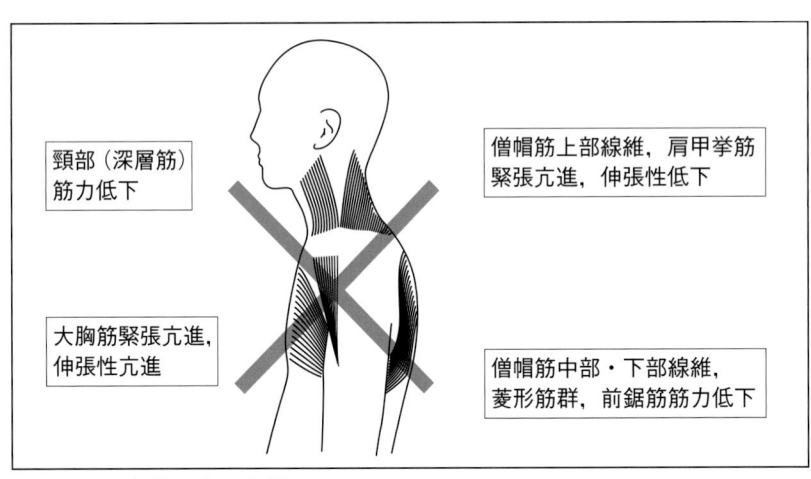

図 4-68　姿勢不良の原因

肩甲帯の筋の柔軟性と筋力強化による上位胸椎部の伸展保持能力の向上

　特に肩甲帯は，頭部を支えるための土台（上位胸椎部の支持能力）であり，筋の柔軟性の向上と筋力強化は重要です．肩甲骨の安定性には，頭部のコントロール（位置や運動が自由に可能な状態にすること）といった頭部の状態に密接に関係しています．頭部のコントロールが上手にできない場合には，僧帽筋中部・下部線維，菱形筋群，前鋸筋などの十分な筋力強化と大胸筋，僧帽筋上部線維，肩甲挙筋のストレッチにより，対処することが大切です．

　私たちはこれらの筋力強化のために，個々の筋肉に対するアプローチとともにレッドコードトレーナー®を使用して頭部，肩甲帯の多くの筋肉が協調性をもって働くエクササイズを行い，効果を上げています．

　図 4-69 は，背臥位（仰向け）になり，両手でロープを把持し，肩を後方に引くようにして肩甲帯を伸展（後ろに反らす）します．肘が軽く曲がるところまで，体がマットから離れるように行います．頭部は，吊り上げてもマット上に保持していてもよいですが，マット上の場合には，頭部をマットに押しつけないようにすることが大切です．

　次に腹臥位（うつ伏せ）で頭部を吊るした状態から，両手を伸ばして挙上・保持します．なるべく最大可動域で保持するように注意してください（図 4-70）．

　次に，立位で体幹を後方に少し倒した位置で構えます．この体幹の角度によってトレーニングの難易度を設定できます．ロープを両手で把持し，肩を後方に引くように肩甲帯を伸展し，その後，肘を軽く曲げます．このとき，頭部から胸部，腰部が一直線を保ったまま体幹を起こしていくことが大切です（図 4-71）．

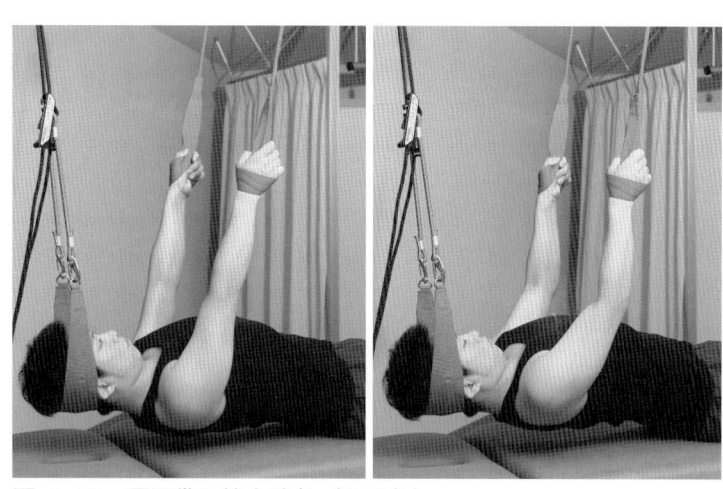

図 4-69　肩甲帯の筋力強化（背臥位）

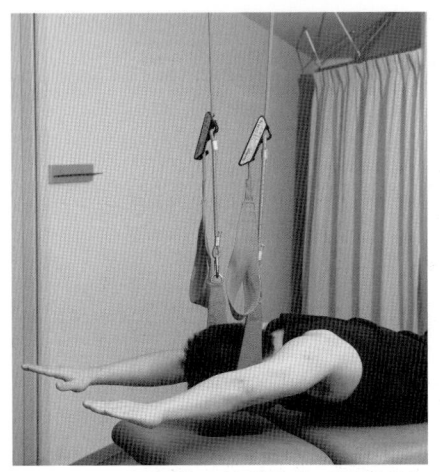

図 4-70　肩甲帯の筋力強化（腹臥位）

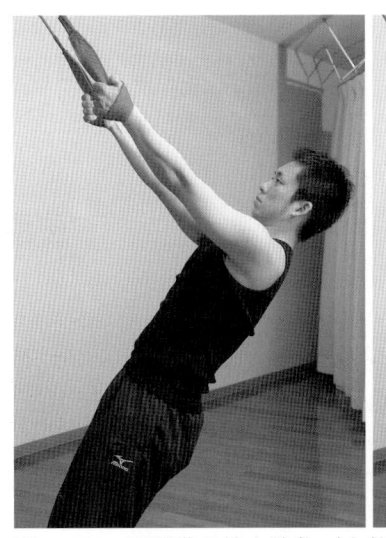

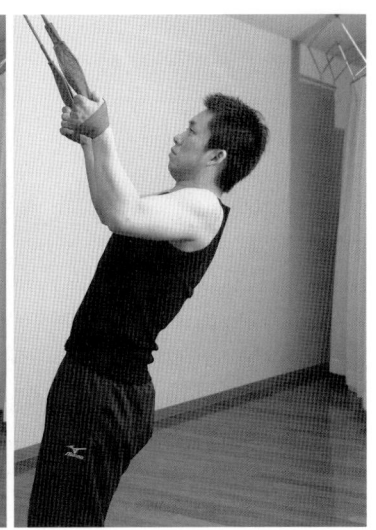

図 4-71　肩甲帯の筋力強化（立位）

首の筋の柔軟性，リラクゼーションによる首の可動性の向上

　このエクササイズの目的は，頸部の重さの除去および軽減によるリラクゼーションと，頸部の可動性（頸部の前後屈・側屈・回旋運動）の確保です．背臥位（仰向け）で後頭部を支えるように頭部を吊るし，頭部の重さを除去します．この位置で左右に揺さぶるなどの介助を加えると，よりリラックスしやすい場合があります（**図 4-72**）．

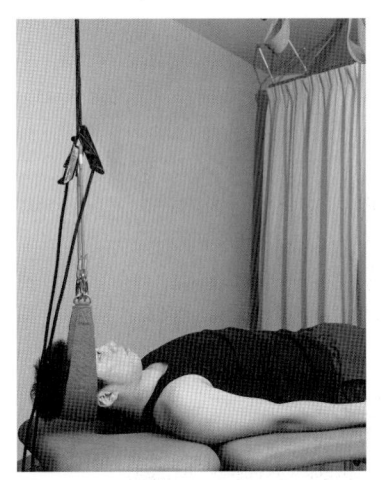

図 4-72　頸部のリラクゼーション

頸部（深層筋）の筋力強化による頸部の安定性の向上

　頭部を正確な位置にコントロールするためには，頸部の深層筋（local muscle）の筋力および筋活動が重要で，深層筋と浅層筋（global muscle）の協調的な働きが不可欠です．特に頸長筋，頭長筋，

多裂筋，頸半棘筋，頸棘筋，棘間筋，横突間筋，小後頭直筋，大後頭直筋，上頭斜筋，下頭斜筋などの筋肉が，関節の安定性のために働くと考えられていて，体幹と同様に local muscle と global muscle に分類することができます（**図 4-73**）．特に小後頭直筋，大後頭直筋，上頭斜筋，下頭斜筋は上位頸椎の細かな運動コントロールを可能にします．

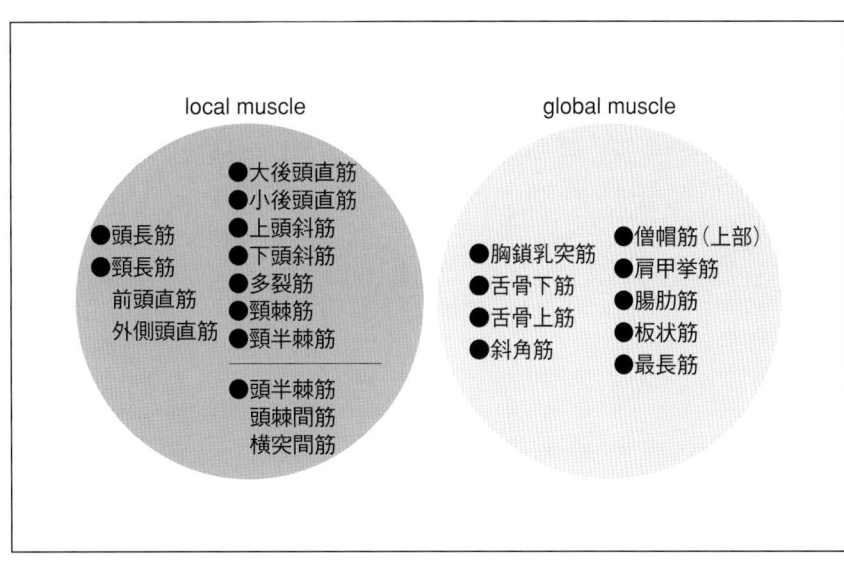

図 4-73 頸部の local muscle と global muscle

具体的には，顎上げ・顎引きにより筋力強化を行います（**図 4-74**）．

まず，顎を上げての頸部伸展（首を後ろに反らし，上を向く動作）をします．このとき，首を支えているロープは伸縮可能なエラスティックコードを使用し，**図 4-74 A** のように，頸部と体幹がまっすぐな状態で姿勢を保持します．次に顎を引いての頸部伸展，顎を上げての頸部屈曲，顎を引いての頸部屈曲と展開します．いずれも最後に姿勢を保持した位置で，力を入れて 7 秒程度保持します．

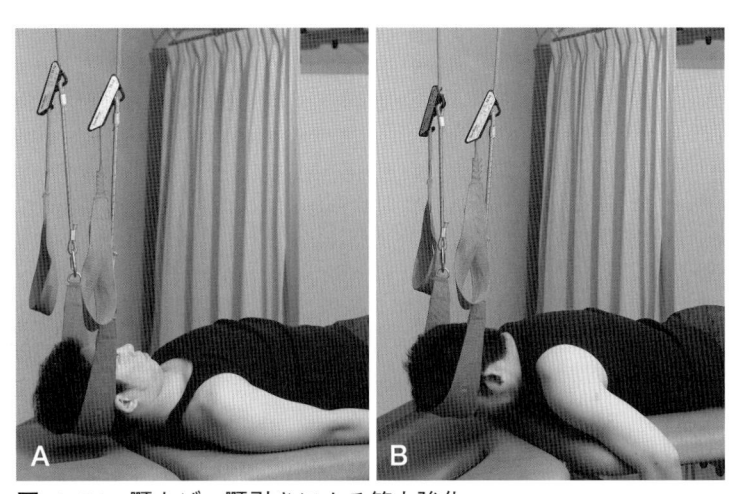

図 4-74 顎上げ・顎引きによる筋力強化

舌骨下筋群の伸張性の向上と舌骨上下筋群の筋力強化

図4-75のようにサポートベルトで頭部を覆い，頸部の屈曲角度を大きくつけた位置から，さらに屈曲します．このときロープは，前述したエクササイズと同じようにエラスティックコードを使うと，行いやすいことに加え抵抗をかけやすくなります．このようなエクササイズをレッドコード・グループエクササイズに取り入れることも検討してください．

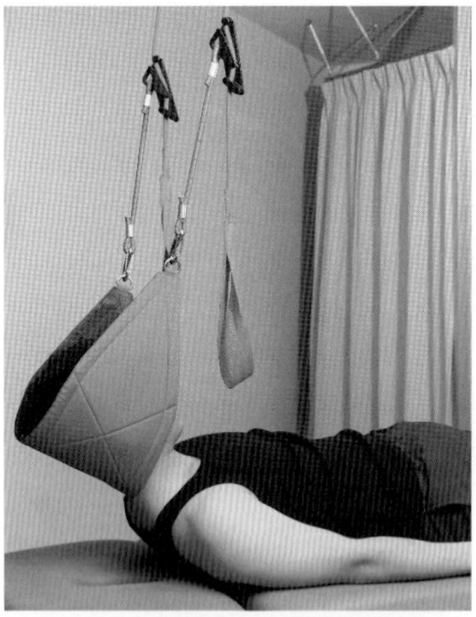

図4-75 舌骨下筋群の伸張と舌骨上下筋群の筋力強化

摂食・嚥下障害とその予防に対するレッドコード・エクササイズのまとめ

- 摂食・嚥下障害の予防には，頭部・頸部・体幹（胸椎部，腰椎部）・骨盤の連結を考慮した運動を行おう！

  摂食・嚥下障害の予防には，不良姿勢の予防・改善が重要です．そのために，頭部・体幹のコントロールが必要です．

- 摂食・嚥下に関しては，評価，マネジメントが重要です．

  摂食・嚥下のリハビリテーションに携わるスタッフ全員が対象者の状態を把握し，適切に援助することが重要です．レッドコード・エクササイズを取り入れた間接訓練はマネジメントのほんの一部です．

---

10. 認知症および精神疾患患者に対する基礎知識

本項では，主に介護老人保健施設ならびに健康増進施設で勤務されている方々を対象に，認知症ならびに精神障害を呈する対象者にどのように考えて関わればよいかを模索する糸口となることを目的としてまとめました．

A 認知症について

認知症とは,「いったん発達した知的機能が,社会生活や職業生活に支障をきたす状態まで低下した状態」といわれ,記憶力が悪くなる病気です.

認知症の症状

もの忘れが表面的にわかりやすい症状ですが,実はそれ以外にもさまざまな症状を示すので,ある程度理解しておく必要があります.

認知症の症状は,大きく「中核症状」と「周辺症状」に分けてとらえられます.中核症状とは,脳の働きが異常をきたす本質的な症状であり,考えることの障害,判断の障害や特殊な症状として失行,失認,失語,実行機能障害などの専門知識が必要な症状を示します.周辺症状とは中核症状から引き起こされる意識や気分の変調と行動面の障害です.幻覚・妄想,不安,焦り,意識の混濁(ボーとする),睡眠障害や依存,異食,過食,徘徊,不潔行為,暴言・暴力などが挙げられます.

認知症の種類

1) アルツハイマー型認知症(Alzheimer's disease;AD)

大脳皮質の広い範囲に特有の病変が徐々に進み脳が萎縮する病気です.脳の病変は発症の数十年前から始まっているといわれ,脳の細胞が変性(性状,性質)したり消失した結果,脳が縮んで認知症になり,症状は長期間にわたり進行します.アルツハイマー型認知症には,以下の2つのタイプがあります.

①家族性アルツハイマー病(Familial AD;FAD):アルツハイマー型認知症の中でもごく少数を占めます.常染色体優性のメンデル型の遺伝パターンを示し,30〜60歳代での発症が多くあります.

②アルツハイマー型老年認知症(Senile Dementia with Alzheimer's type;SDAD):アルツハイマー型認知症の中でほとんどを占めます.老年期(通常60歳以上)に発症することが多いです.

2) 脳血管性認知症

脳梗塞(脳の血管に血栓という血の固まりが詰まった状態),脳出血(脳の血管が破れて出血した状態)など脳の血管に異常が起きた結果,認知症になるものをいいます.

3) その他

①慢性硬膜下血腫:頭を打った後しばらくしてから,脳内で出血した血の固まりが脳を圧迫することで生じます.

②頭蓋内新生物:髄膜や脳の腫瘍などによって認知症症状が出ることがあります.

③正常圧水頭症:脳の脳室という場所に髄液という液が溜まることで生じます.

④甲状腺機能低下症:甲状腺ホルモンが低下して認知症症状が出ることがあります.

⑤ビタミン欠乏症:ビタミン B_1,ビタミン B_{12},葉酸などのビタミン欠乏によるものです.

⑥低酸素血症:心不全や呼吸不全,重度の貧血で血液中の酸素濃度が低下して認知症症状が出ることがあります.

⑦電解質異常:血液中の電解質(ミネラル)のバランスが崩れて認知症症状が出ることがあります.

認知症の原因疾患

①神経変性疾患：アルツハイマー病，ピック病，パーキンソン病．認知症の約60%を占めているという報告があります．
②脳血管障害：脳出血，脳梗塞など
③外傷性疾患：脳挫傷など
④腫瘍性疾患：脳腫瘍，癌性髄膜炎など
⑤感染性疾患：髄膜炎，脳炎，クロイツフェルト・ヤコブ病など
⑥内分泌・代謝性・中毒性疾患：アルコール脳症，甲状腺機能低下症など
⑦その他：正常圧水頭症，多発性硬化症など

B 精神障害について

　精神障害とは精神疾患に伴う精神の異常の総称であり，精神障害という言葉はいろいろなニュアンスをもっています．そのために，日本の精神医療の歴史にみられる治安・収容という要素を否定できない，また精神の病気によって，長期にわたり日常生活または社会への制限がある人と解釈されることが多い側面をもっています．

　治療構造が現実に存在する状況においては，精神障害を定義することが，そのまま偏見や差別の構造を生み出す危険性があることも考慮しなければならない社会的背景があります．

　しかし，リハビリテーションの本来の意味を理解し実践するためには，厳密な定義，疾患や障害の区別に困難な部分があるとしても，疾患と障害の関係，障害のさまざまな面を理解することが必要です．偏見や差別の構造化の危険性があることを承知のうえで，それを超える文化を築くことが，精神障害に対するリハビリテーションに携わる者にとって共通の課題なのだと思います．障害が正しく理解され，「病気としての治療」と「障害に対するリハビリテーション」が明確になることが，偏見・差別の解決につながるのです．

　精神障害は主に3つの要因に分けられます．
①内因的要因：遺伝によって起こるもの．統合失調症などがあります．
②外因的要因：器質，生理過程，薬物によって起こるもの．アルコールによる精神障害，薬物依存などがあります．
③心因的要因：ストレスやショックによって起こるもの．パニック障害，恐怖症（場所，状況，物，対人），強迫神経症，心気症（ノイローゼ），PTSD（外傷後ストレス障害）などがあります．

代表的な精神疾患

　1）統合失調症
　統合失調症（以前の精神分裂病）といっても，なにも精神が分裂した状態になるわけではありません．この病気に限っていえば，病名と症状には何のつながりもありません．統合失調症とは，10～40歳代くらいまでの比較的若い世代に起きやすく，約100人に1人の割合でかかる病気です．統合失調症の症状は主に，幻覚や妄想などの「陽性症状」，意欲の低下などの「陰性症状」，臨機応変に対応しにくいなどの「認知機能障害」があります．

　幻覚・妄想，社会性の低下を主な症状とする病気です．実在しない人の声が聞こえるなどの現実

にないものがあるように感じる「幻覚」と，周りで自分の悪口を言われていると思う被害妄想などの「妄想」ですが，統合失調症という病気を理解するうえで幻覚や妄想はその本質を示すものではありません．統合失調症は思考や感情などの精神機能のネットワークがうまく働かなくなった状態がその本質にあります．つまり統合失調症とは，さまざまな心の働きをまとめ上げることができなくなった（脳内の統合する機能が失調している）状態です．原因ははっきりしていませんが，その人の生まれもった素質，生まれてからの能力，ストレスに対する対応力，ストレスを引き起こすような環境要件などが絡み合って発症します．

２）うつ病

うつ病は，感情の悲哀感や憂うつ感がある期間持続する病気です．よって一般的にはうつ状態とよばれる状況があればうつ状態と考えがちですが，単なるショックな出来事によって気分が沈むなどの，誰にでもあるうつ状態とうつ病は本質的には違うものなのです．うつ病の中核症状に「メランコリー」というものがあります．これは自然にわきあがる悲哀感とか，もの悲しさで，何もないのに涙が出たり，情緒が不安定になることです．このメランコリーが抑うつ気分と一般的に使われているのです．

もう一つは，「精神運動抑制」というのがあります．「何か物事を始めようとしても取り掛かりが難しいが，本人の意欲は十分である．しかし，できない」というエネルギー枯渇状態と考えればよいのです．これを意欲低下と表現し，この感情の抑うつと精神運動抑制があって初めてうつ病となります．うつ病は，以前は内因が関与している内因性うつ病と，心因が強く関与している心因性うつ病ないしは神経症性うつ病とに分けて考えられていましたが，現在はそうした原因がはっきりしないことや，内因性うつ病でも発症のきっかけとなる心因があることが多いことから，症状の形で分類されるようになりました．

３）神経症（パニック障害，不安神経症を含む）

パニック障害は100人中2～3人が発症するといわれ，決して珍しい病気ではありません．女性が男性の2倍以上で，発症年齢は20歳代前半～30歳代前半が多く，10歳代後半から60歳前後まで幅広い年齢層にみられます．遺伝的素因との関与も考えられ家族性に現れる傾向があります．パニック障害は，発症早期に専門医の診療を受ければ治りやすい病気ですが，身体症状が前面に出るので，心臓や脳，呼吸器などの病気と間違えられて，適切な治療がされていないことがあります．中には治らないからと，いろいろな診療科や病院を渡り歩いている方もいます．

４）心身症

現代の私たちの生活は，職場，学校，家庭などあらゆる場面でさまざまなストレスを感じることが多くなっていますが，そのようなときに胃が痛くなったり，下痢をしたり，頭や腰が痛くなったり，あるいは高血圧や糖尿病などの症状が悪化したりするということは，広く認識されるようになりました．このようにストレスが溜まる状況と関連して，一定パターンの身体症状が出現したり悪化したりする場合，その病態を心身症とよびます．

心身症がどういう病気かは，『心身医学の新しい診療指針』（日本心身医学会教育研修委員会編，1991）において決められています．それをわかりやすく言い換えると，「身体の病気の中で，発症やその経過に心理社会的な要因が密接に関係しているものを心身症といいます．ただし，神経症やうつ病などの病気は心身症とはよびません」，となります．

５）その他：躁うつ病（双極性障害）

躁の状態とうつの状態が交互に現れる双極性障害は，脳の神経機能がおかしくなって起きるので

す．決して，周りの人が甘やかしているからでも，本人がわがままだからでもありません．本人はもちろん，周りの人が一生懸命に努力しても症状を抑えきれないことが多いのです．

現在の主流な疾病分類であるDSM-IVでは，気分障害あるいは感情障害として分類されています．つまり，DSM-IVにおけるうつ病は，人格や性格の問題を中心として生じる障害ではなく，精神状態が完全に異常になってしまう障害でもなくて，気分や感情の状態を自分自身で適切にコントロールすることが不可能になるために起こる障害だと認識されているのです．

主な精神病薬

1）抗精神病薬の種類

脳の中には実に多くの神経細胞（ニューロン）がネットワークのように張りめぐらされています．この神経細胞から神経細胞へと，さまざまな信号がやり取りされており，その役割を担っているのが神経伝達物質とよばれるもので，ドパミンやセロトニンなどいろいろな種類のあることが確認されています．メジャー・トランキライザーともよばれる抗精神病薬は，統合失調症における薬物療法の基本治療薬で，これらの神経伝達物質に作用することにより脳内のバランスを修正します．現在では定型抗精神病薬，非定型抗精神病薬の大きく2つのタイプがあります．

①定型抗精神病薬：定型抗精神病薬は，神経伝達物質のうち主にドパミンに関わっており，神経細胞の末端から放出されたドパミンを受容体が受け取るのを邪魔します．統合失調症急性期の脳内では，ドパミン受容体が過剰に増えていて働きすぎの状態にあることがわかっています．その働きすぎの状態を，薬を使って通常の状態に戻すことで幻覚や妄想，興奮や混乱が治まるというわけです．

②非定型抗精神病薬：近年では陽性症状に効果があるだけでなく，さらに再発予防効果が高い，副作用が弱い，また従来の効きにくいとされた陰性症状にも効果があるとされる薬剤も登場してきました．これを非定型抗精神病薬とよび，従来の抗精神病薬（定型抗精神病薬）とは区別しています．

非定型抗精神病薬の特徴は，神経伝達物質のドパミンだけではなく，セロトニンにも作用するということです．セロトニンへの作用が，副作用を軽減したり，陰性症状にも効果をもたらすといわれています．

非定型抗精神病薬は結果的にQOL（生活の質）に関わるさまざまな要因によいとされています．QOLとは，近年治療効果を測る目安の一つにされている概念です．治療によって日常生活上のさまざまな側面がどう改善されたかを測定するもので，QOLを高める薬剤は日常生活を改善する効果があることを意味します．

特に定型抗精神病薬が抗コリン症状（口が渇く，喉が渇く，便秘，目のかすみなど）や，抗ヒスタミン症状（眠気，だるい，体重増加など）といった副作用のためにQOLが低下しがちなのに対して，非定型抗精神病薬の一つであるセロトニン・ドパミンアンタゴニスト（SDA）では，これらの副作用が軽減されているために，QOLが低下しにくいとされています．

統合失調症患者に対する薬物療法の主な副作用

1）身体症状（パーキンソン症候群様）

非定型抗精神病薬では忌わしい副作用はかなり少なくなっていますが，皆無ではないので，十分に注意する必要があります．定型抗精神病薬では過鎮静をきたし，二次性陰性症状を呈することがあるので，この場合非定型抗精神病薬へ変更します．

抗コリン作用により記銘力障害が生じます．この場合，減量もしくは非定型抗精神病薬へ変更するのが一般的です．薬剤性パーキンソン症状を予防するための措置としての抗コリン性パーキンソン薬の長期連用に注意することが重要で，抑うつ状態が抗精神病薬投与により起こる可能性があり，そのため SSRI などの抗うつ薬を併用することもあります．

2）急性錐体外路症状

急性錐体外路症状は抗精神病薬服用者の 50〜70％に認められます．

①パーキンソニズム：定型抗精神病薬服用者の 20〜30％に出現します．服用後 4〜10 週頃にみられます．高齢者，女性，非喫煙者に多くみられます．

②アカシジア（静座不能症）：「じっとしていられない落ち着きのなさ」と表現される病態のことです．徘徊や貧乏ゆすりなどの運動過多や，不安，焦燥，易刺激性などの精神症状として出てくることもあります．

③急性ジストニア：四肢，体幹，頭頸部の筋群に間欠性あるいは持続性の筋固縮と，痙直が生じる不随意運動のことです．30 歳より若い男性での筋肉内注射で生じやすいとされています．

3）遅発性錐体外路症状

①遅発性ジスキネジア：定型抗精神病薬の長期服用中の患者に認められます．口，顔面の症状がみられ，口をモグモグ動かしたり，舌を捻転させたりします．高齢女性に多く，累積発症率は 1 年で 5％，2 年で 10％，3 年で 15％，4 年で 19％となり，有効な治療法はないとされています．そのため予防に力を注ぐことが重要です．高力価の定型抗精神病薬を漫然と高用量投与してはならないとされています．

4）その他

①自律神経系副作用

- 抗コリン作用：口渇，鼻閉，便秘・麻痺性イレウス，排尿障害，羞明・眼圧上昇など
- 抗アドレナリン作用：低血圧や起立性低血圧，ふらつきと転倒（骨折の原因となりうる）
- 心血管系：心毒性として作用するので，定期的な心電図検査（QT 間隔，PR 間隔の延長，T 波平坦化）を必要とする．

②内分泌・代謝系副作用

- 性機能障害：ドパミン D2 受容体遮断作用による高プロラクチン血症による症状（無月経，女性化乳房，性欲低下など）がみられる．
- 食欲亢進，体重増加：非定型抗精神病薬のほうがその影響が大きい．心疾患や糖尿病発症の危険性を高めるので，投与開始時によく説明をしておく必要があり，早期から運動療法や食事療法を検討する．
- 多飲，水中毒，抗利尿：精神科病院入院患者の 10〜20％に多飲がみられ，4〜12％に低ナトリウム血症を呈し，3〜4％に水中毒が生じる．
- 妊娠時への影響：妊娠初期の段階では原則中止が望ましいとされる．抗精神病薬は母乳へ移

行するので，通常では授乳は行わない．
・その他にホルモンの不適合や血液学的な副作用が現れた場合は専門医の受診が必要．

C 運動療法により改善が期待できる症状

認知症および精神疾患患者が示す症状で，運動療法により改善または緩和が期待されるものとして，以下の症状が挙げられます．

①特異的な精神症状（リハビリテーション実施上の問題となる臨床症状）
・認識，意欲障害
・注意障害
・活動性低下
・不安症状
・否定拒否

②身体的な傾向性
・肥満傾向
・円背，なで肩の姿勢
・身体感覚の不適性
・廃用症候群（全身的・局所的）の傾向性

③行動面での特性
・単一的なADL（日常生活活動）様式
・運動機能と精神機能とのネガティブな関連性

運動への治療参加は，運動の効果だけでなくスタッフとの会話も有用であることは，すでに指摘されています．一般に精神病院入院患者が運動療法を長期継続するには，運動療法を主体的に行うリハビリテーションスタッフはもちろんのこと，患者と病棟で関わる頻度の多い看護師や介護士の働きかけも重要であるといわれています．

在宅アルツハイマー病患者に，3カ月の運動介入を行った結果，うつ病傾向が改善し，その2年後も，行動障害による施設入所が少なかったという報告があります．情動の安定は行動障害の軽減にも役立ち，さらに施設入所の減少にもつながる可能性を示唆しているのです．

さにAdlardらは，マウスを使用し，5カ月間の運動とアミロイドの形成を検証し，運動によってアルツハイマー病様の病理変化の進行を抑制することを明らかにしています．朝田らは，有酸素運動の効果のメカニズムを説明するための仮説として，ラットを用いた実験で，有酸素運動によって小脳の毛細血管の密度が高まった例や，マウスの海馬における神経細胞新生の例を報告しています．近年，身体運動が大脳辺縁系を刺激して，記憶の中枢である海馬の神経可塑性を高めるという報告もあるのです．

身体機能の低下は，投薬や疾患特有の症状だけでなく，患者を取り巻く人的環境にも影響されることから，運動療法導入により，運動療法への高い参加率を保持することができたという報告もあります．この報告では，身体機能の向上も観察されたことから，運動療法の有効性を強く示唆しています．

すでに運動プログラムが提案され，有効性が確かめられています．つまり，いわゆる生活習慣病の予防が脳血管性認知症の予防にも役立つものと考えられるのです．このことから運動によりニュー

ロンの生産能を高め，アルツハイマー型認知症のADL（日常生活活動）やQOL（生活の質）を改善し役立つものと考えられています．かつ長期的な運動の効果として，うつ病患者の症状の緩和や特性不安の低減が報告されています．

　運動の種類としては，自転車エルゴメーターは負荷量の設定が容易で，トレッドミルと比較して，患者の意思で駆動を中止でき過負荷になる危険性が低く，また転倒する危険性も少ないため，奨励されています．ジョギングやウォーキングなどでは患者が屋外の環境に順応できず，人との接触が心的なストレスになる可能性があります．自転車エルゴメーターによる運動は，屋内でしかも患者のペースで実施できる点が優れています．

　レッドコード・エクササイズでは，四肢・体幹を上方より牽引するために，精神的な安心感と身体的な安定感が得られやすく，効果的な運動療法が期待できます．

　このような認知症をはじめとする精神疾患の背景を理解したうえで，有用性の高い，レッドコード・エクササイズを行っていただけることを期待します．運動の種類の選択は，一定期間は継続可能なプログラムを選ぶことが大切だと考えています．

　精神的な問題は，トレーニングを続ける中でも重要な要因です．少しずつ理解を深めながら，より良いサービスの提供を心がけてください．

第Ⅴ章 介護老人保健施設で実際に行われているエクササイズ

　これから紹介する運動は，介護老人保健施設，デイケア，デイサービスなどで行われているエクササイズ例です．前述した理論背景を基に，動作を選択しています．私たちはグループエクササイズを行う際，レッドコードトレーナー®の配置にも気をつかっています．図5-1のように，レッドコードトレーナー®を利用者が向き合うように設置し，指導者は全体を見渡しながら，手伝いが必要な方に必要なだけ対応する方法が最も良いのではないかと考えています．

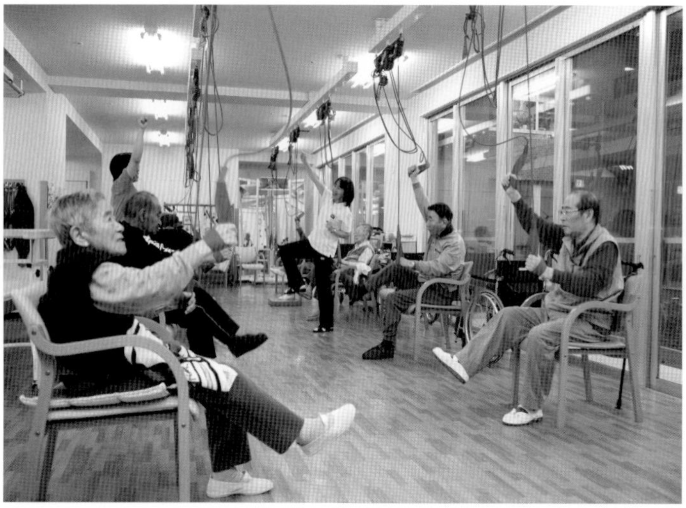

図 5-1　レッドコードトレーナー®の配置

　介護老人保健施設は，50〜100床を抱えているところが多く，私どもの施設では，1セット1時間のトレーニングを10〜15名で組み，1日5〜6回に分けてレッドコード・グループエクササイズを行っています．理学療法士などの専門家が最初に評価し，運動機能に応じてグループ編成をすることが大切です．

　介護老人保健施設でのレッドコード・グループエクササイズは，高齢者や体に障害がある方，筋力の弱い方を対象としており，いずれも介護保険の認定を受けている方となります．このような方々に対する運動の展開としては，まず座位（椅子に座ったまま）での簡単なストレッチや上下肢の連動した動作を10〜20秒間保持するか，10〜20回繰り返して行います．各運動の間には適度な休憩を入れて話をしながら，個々の身体の状態や精神状態を把握するのがよいでしょう．

　座位運動が終了したら，次は立位運動です．立位運動はレッドコードトレーナー®のロープだけでは支持できない人もいますので，適時介助をするのがよいと思います．繰り返しの運動中は，「イチ・ニー・サン・シー…」とみんなで数えたりして，声を出しやすい環境をつくりましょう．すべ

ての運動が終わった後には，発声とレクリエーションを兼ねて，季節に合った童謡や好きな歌を全員で歌います．笑ったり歌ったりすることは，腹横筋の収縮を促すことにもつながります．体を動かした後なので，大きな声も出るようになっていますし，みんなで運動したという連帯感や達成感が生まれ，精神的にたいへんよい効果を引き出すことができると思います．

1．座位でのレッドコード・グループエクササイズ

　介護老人保健施設で実際に行っている運動を紹介していきます．各施設の指導者は，この運動パターンの中から利用者の運動機能に合った項目を選択し，グループエクササイズを構築していただければよいと思います．

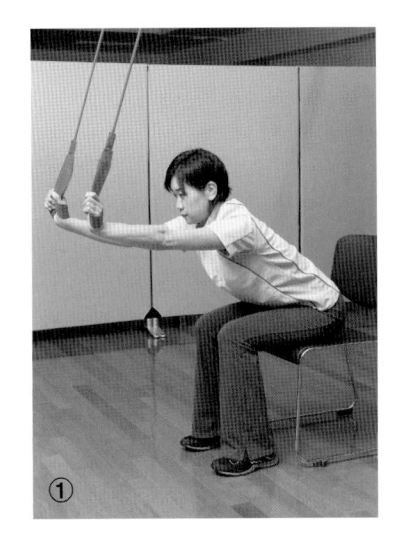

①：両手をそろえて前方へ出しながら，体幹を前屈し10秒間保持します．

肩関節の可動域が広がり，同時に体幹のストレッチもできます．また，重心の前方移動を促すこともできます．

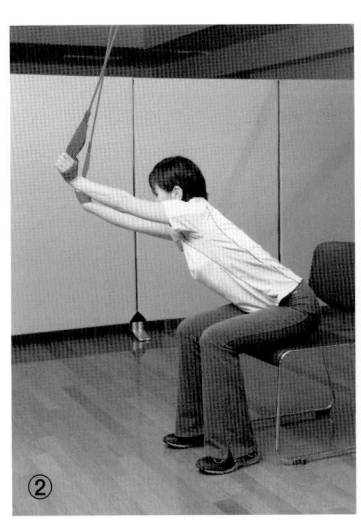

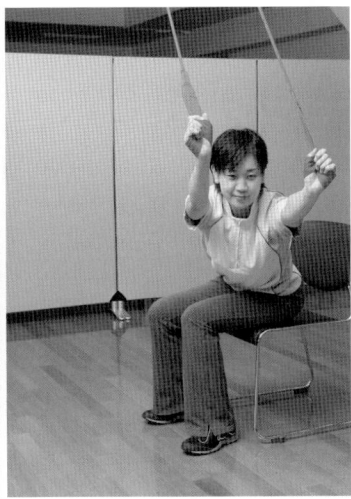

②：両手をそろえて左前方へ出し，体幹を前屈させて10秒間保持します．次に両手をそろえて右前方へ出し，体幹を前屈させて10秒間保持します．

肩関節の屈曲・外転方向への可動域を広げることができ，また体側部のストレッチを促すことができます．

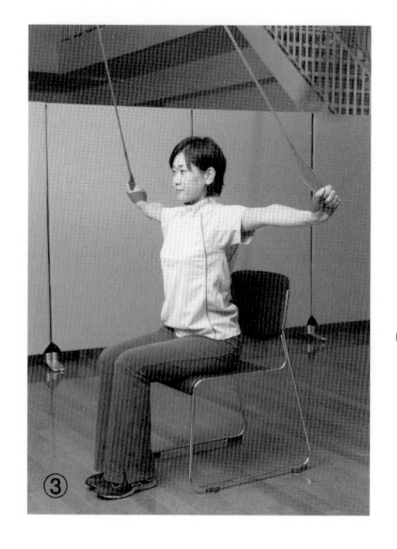

③：両手を左右に大きく開いたり閉じたりを 10 回繰り返します.

　肩関節を水平方向に 180°まで，より簡単に軽い力で広げることが可能となります．自分で動きの範囲の調節ができるので，痛みが生じない範囲で行えます．

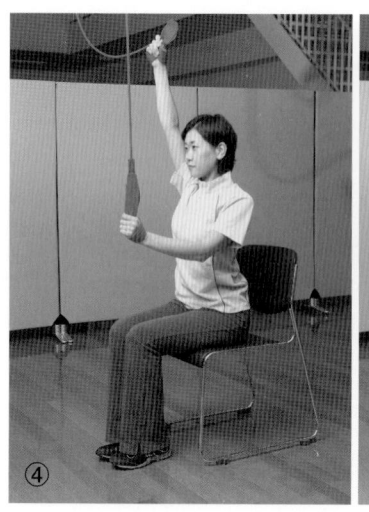

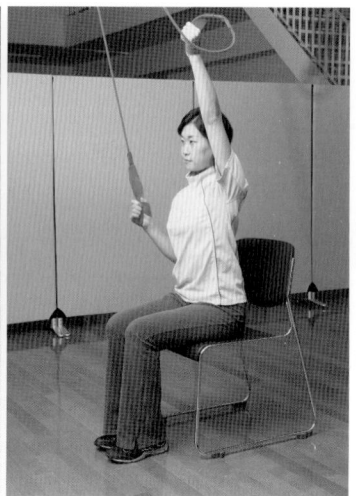

④：右手を挙上してそのまましばらく保持し，降ろします．次に左手を挙上・保持します．この動作を左右交互に，リズムよく何回か繰り返し行います．

　手を挙上することにより，三角筋などの筋力強化が可能です．また，背中を背もたれから離して行うことでよい姿勢を保持することができ，腹・背筋の筋力強化にもつながります．

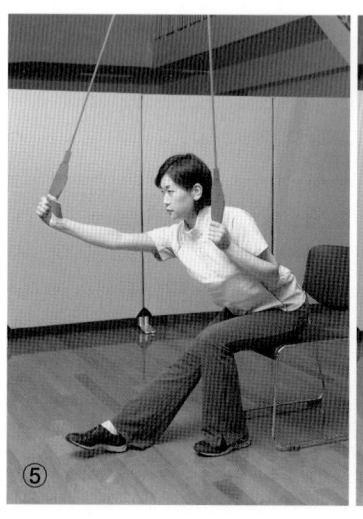

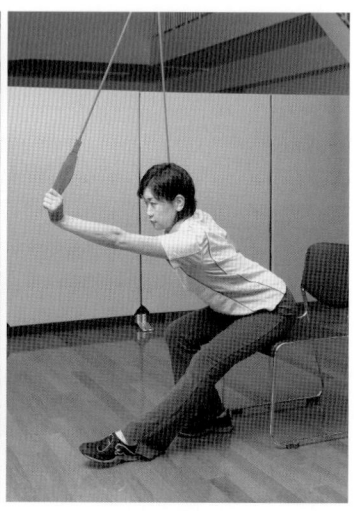

⑤：右手・右足を前方に出し，戻します．次に，左手・左足を前方に出し，戻します．

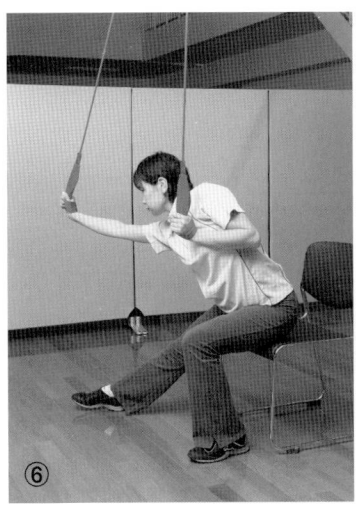

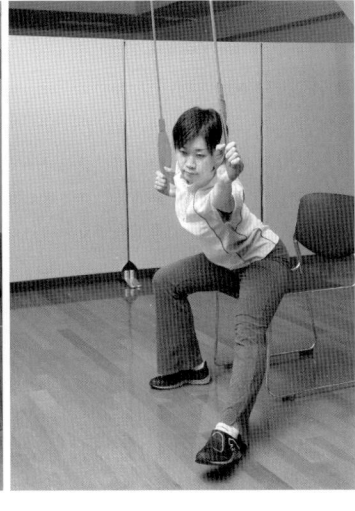

⑥：右手・右足を右側方へ開き，戻します．次に，左手・左足を右側方へ開き，戻します．
⑤，⑥をリズムよく繰り返し，10〜20回行います．

このように上下肢を同時に連動させて動かしたり，前と横の動きを組み合わせて行うことにより，動作時の筋の協調性を向上させることができます．

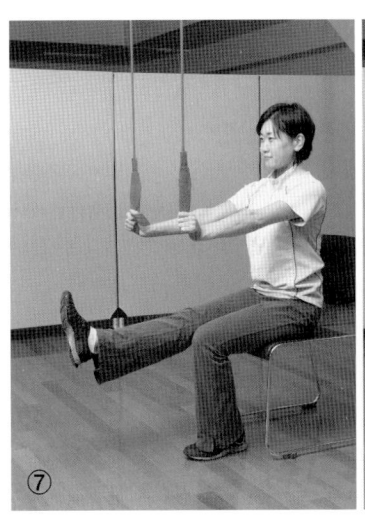

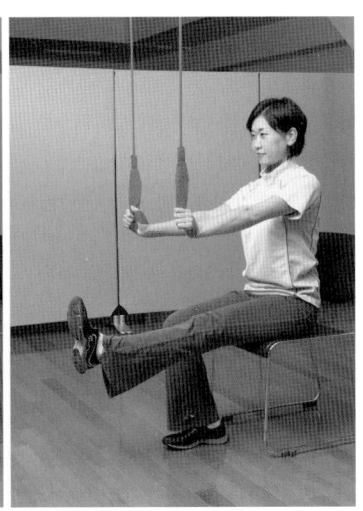

⑦：両手を前方で水平に保持した状態で右膝を伸ばし，10秒間保持します．次に左膝を伸ばし，10秒間保持します．
この後，右膝と左膝の曲げ伸ばしを交互に20〜30回連続で行います．

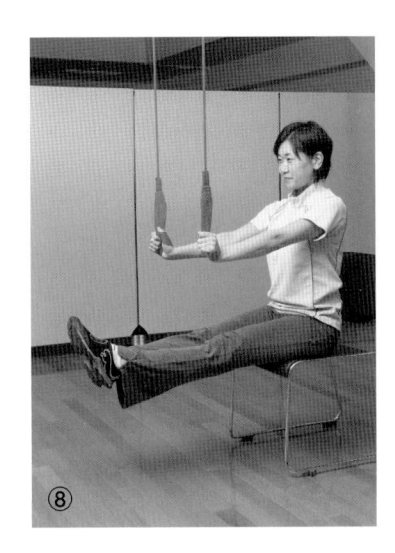

⑧：両膝を伸ばして，10秒間保持します．
これらは，基本的に股関節屈筋群・膝関節伸筋群の強化として行います．

両手を前方に出した状態にすることで，体幹を後方に倒して代償的に足を挙上することを抑制でき，また同時に体幹の伸展を促すことで，体幹筋群（腹筋・背筋群）の強化にもなります．

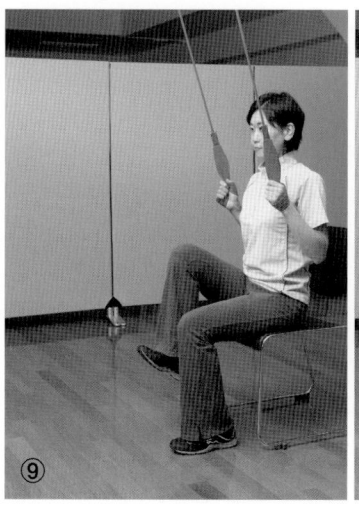

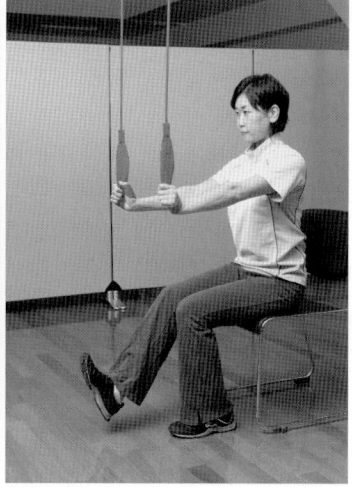

⑨：右足を曲げた位置から力強くけり出します．このとき両手も一緒に伸ばします．この運動を連続 10 回行います．慣れてきたら，けり出しのスピードを上げてもよいでしょう．

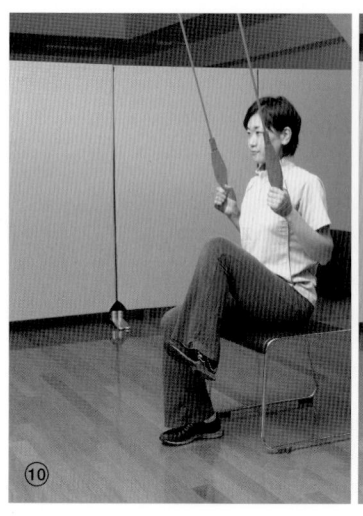

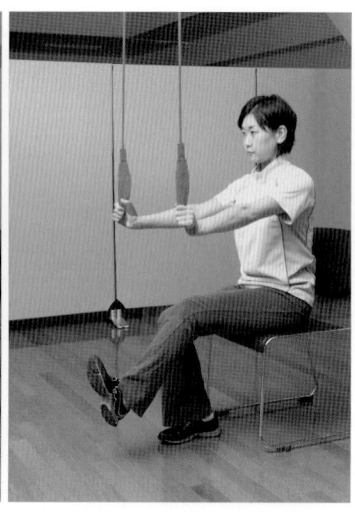

⑩：左足でも同様のけり出し運動を 10 回繰り返します．

これも上下肢の連動運動ですが，速い動きを行うことで瞬発力を発揮させたり，空中で下肢を動かすことで，膝関節や股関節の固有受容感覚への刺激入力が得られます．そのほかに，膝関節伸筋群，両腕の伸筋群の筋力を強化することができます．

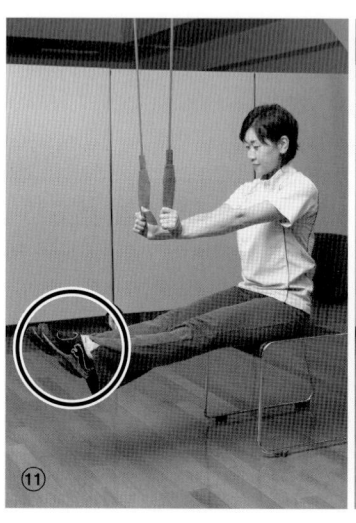

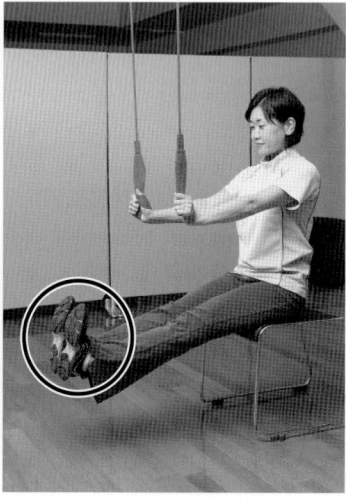

⑪：両膝を伸ばし，空中に保持した状態で，足関節を上下に 10 回底背屈させます．

膝が伸びた状態で足首を上に反らすこと（背屈）で足関節背屈筋群を強化したり，大腿部・下腿部後面の筋のストレッチができます．また足首を下に向けること（底屈）で足関節底屈筋群を強化でき，つま先立ちなどに役立ちます．

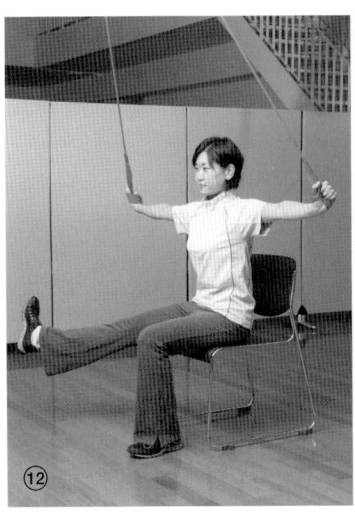

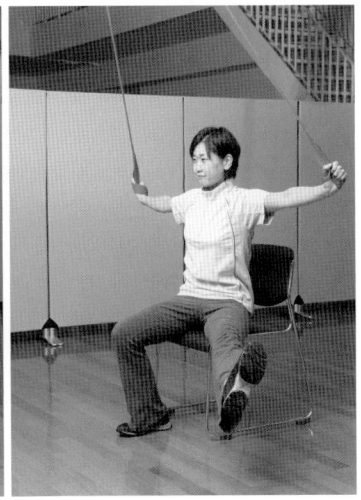

⑫：両手を左右に大きく開いたり閉じたりしながら，右足を一緒に横に開いたり閉じたりを，10回連続で行います．なるべく足を上げたままで行いましょう．同様に左足も開いたり閉じたりを，10回連続で行います．

股関節の外転筋，内転筋の強化と大腿内側部分のストレッチが同時に行えます．両手を一緒に開くことで，さらに足を大きく開くことができます．

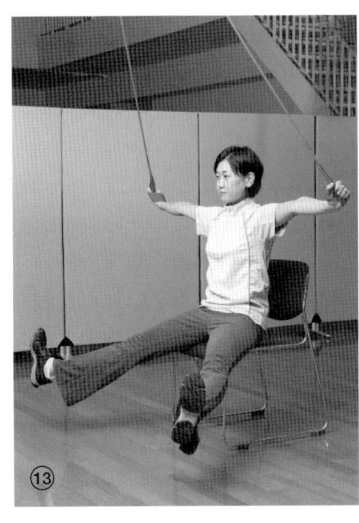

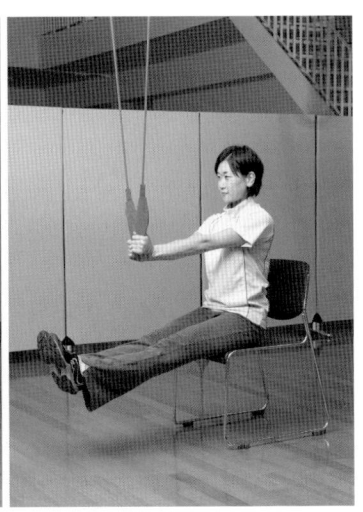

⑬：両手と両足を同時に左右に開閉する運動を10回連続で行います．

片足ずつ行うよりさらに難しい運動ですが，股関節周囲筋群と体幹筋群の強化が同時に可能となります．

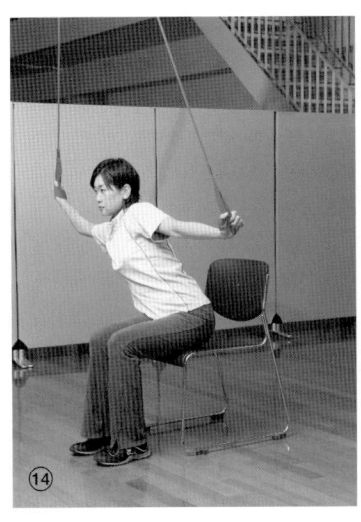

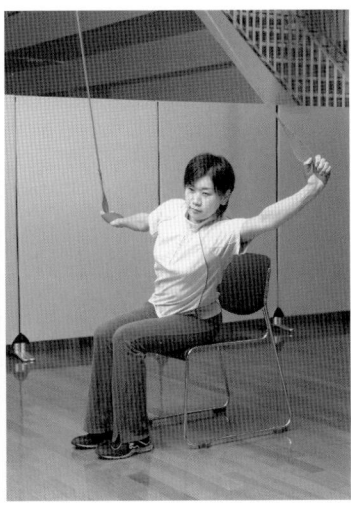

⑭：両手を左右に開いた状態のまま，顔は前方を向き体幹のみ左右に倒し重心を移動させます．体幹をその位置で10秒間保持し，これを2～3回繰り返します．

肩関節の外転方向のストレッチと可動域を広げることができます．体幹を倒している側と反対側の体側部のストレッチもできます．

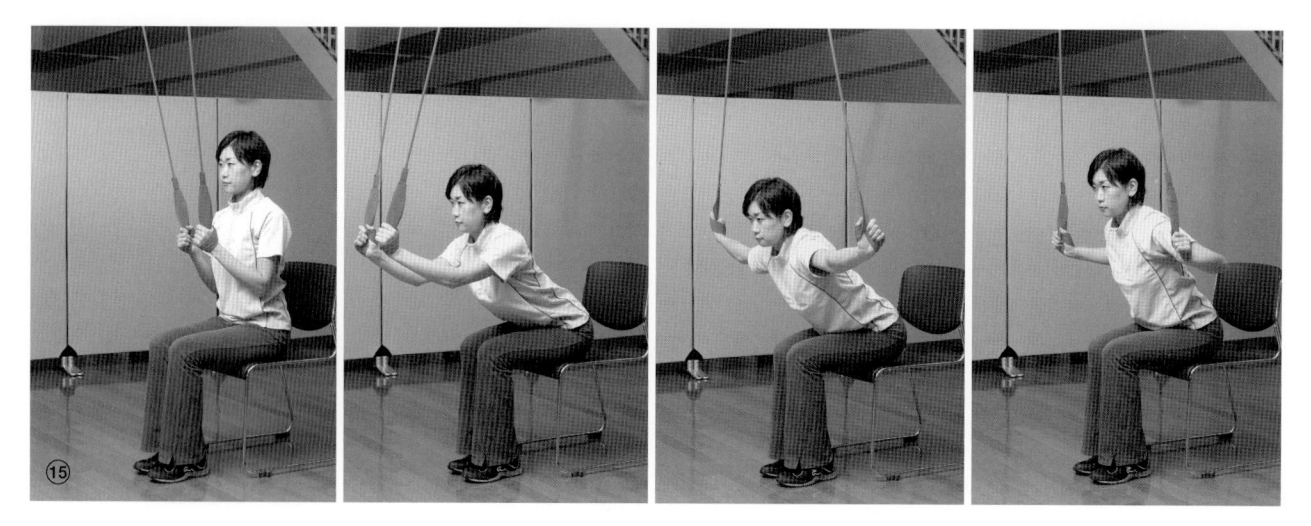

⑮：両手を前方へ出しながら，大きく左右に開いていきます．同時に体幹も前方に倒します．その後両手を閉じながらもとの位置に戻ります．

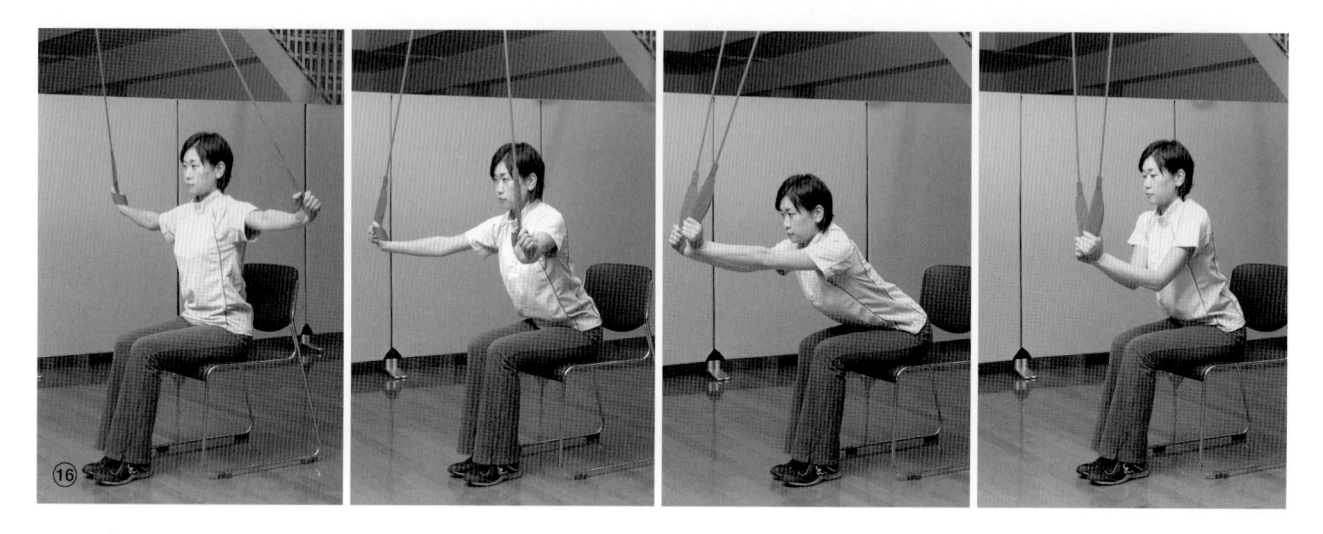

⑯：今度は両手を左右に大きく開いたままの状態で，体を前方に倒していきます．次に両手を顔の前で閉じていき，もとの位置に戻ります．

③～⑭までのエクササイズは体幹を伸展して行う動作が続くため，ここで体幹を前方に倒して重心の前方移動を促すことで，立ち上がり動作の準備につなげていきます．
同時に両手の開閉を行うと，体幹前屈の力も加わるため，肩関節の可動域がより広げられます．

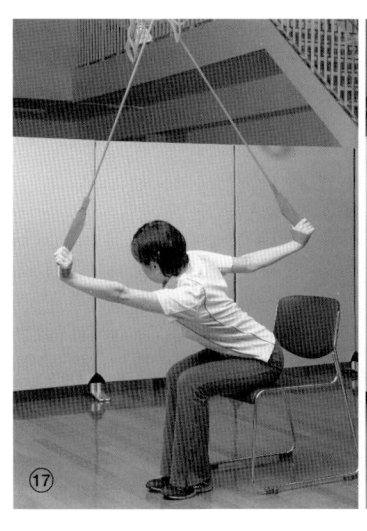

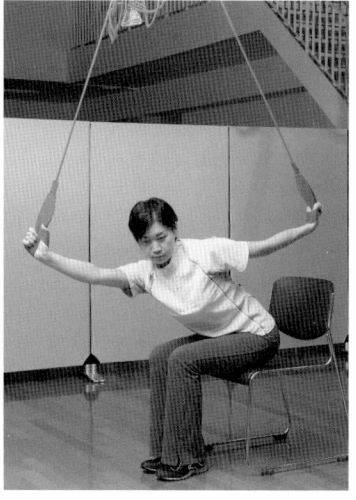

⑰：両手を前後に大きく開いた状態で体幹を右へねじり，顔も右側に向けて10秒間保持します．今度は左右の手の前後を逆にして体幹を左へねじり，顔も左側に向けて10秒間保持します．

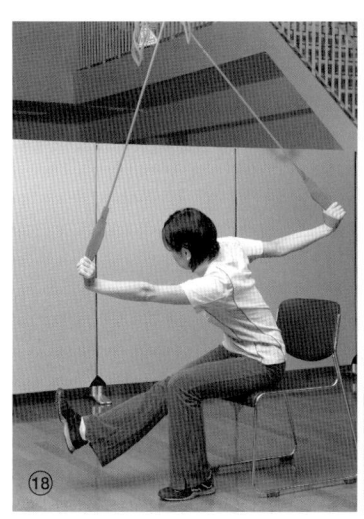

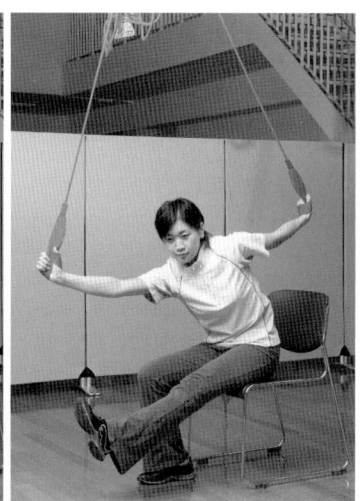

⑱：⑰の姿勢で片足の膝を伸ばしていきます．左手を前，右手を後ろに開き，顔と体幹は右側に向け右膝を伸ばして空中で10秒間保持します．
次に右手を前，左手を後ろに開き，顔と体幹は左側に向け左膝を伸ばして空中で10秒間保持します．
これを連続で10〜20回行います．

この動作は，体幹の回旋を促すことが狙いです．両手を前後に開くことで，より体幹にねじれを起こさせます．前方に出した手と反対の膝を伸ばすのは，歩くときの手の振りと足の動きに連動させているからです．

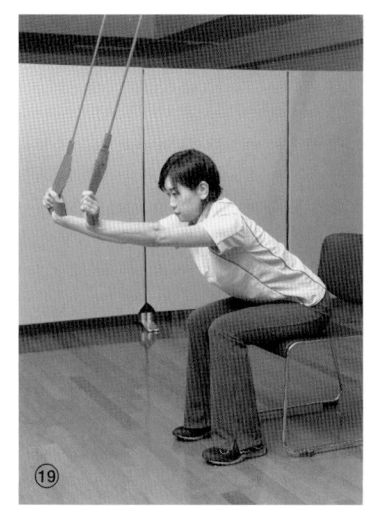

⑲：両手を前方に伸ばしたまま，体幹を前方に倒します．
もとに戻ります．これを10回，リズムよく繰り返します．

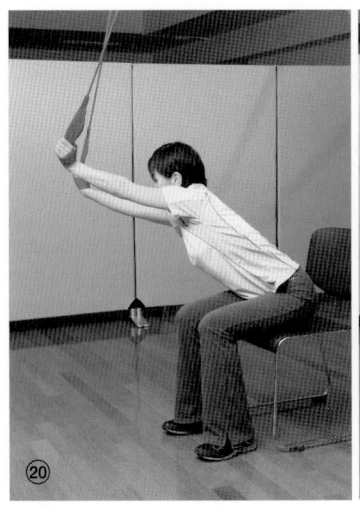

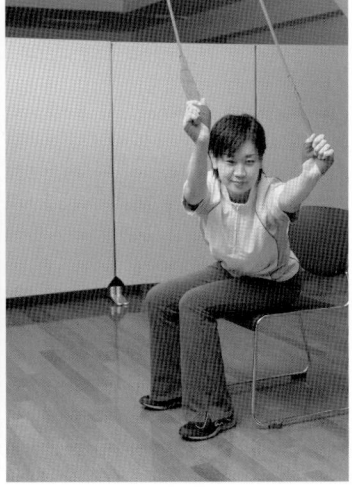

⑳：両手をそろえて前方に伸ばし，今度は体幹を左右へ交互に倒します．これを10回，リズムよく繰り返します．

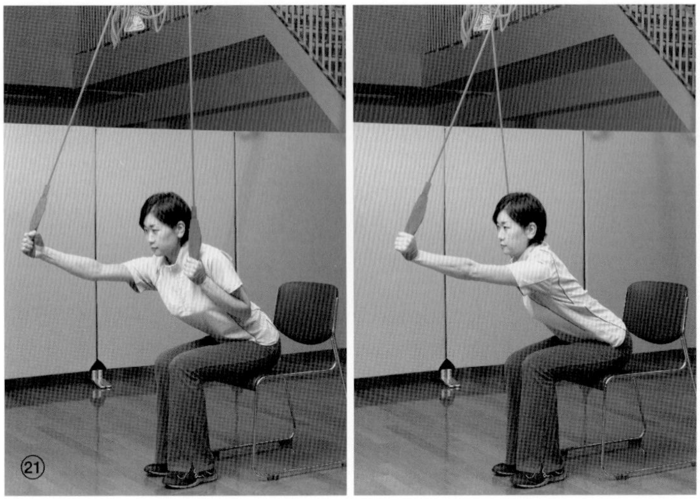

㉑：座位でのエクササイズのまとめとして，最後にもう一度肩関節と体幹のストレッチを行います．ここまでの動作で体幹や手足に柔軟性が出てきており，少し速い動きでも対応できるようになっています．
体幹を前方に倒した状態で，右手を前方に勢いよくつき出します．今度は左手を前方に勢いよくつき出します．これを10～30回繰り返します．
「元気よくパンチするように」などと声をかけると手の速い動きが引き出せると思います．

2．立位でのレッドコード・グループエクササイズ

　立体でのエクササイズを行うことで，次に立ち上がり動作を行うための前準備として重心の前方移動を最大限に促すことができます．レッドコードトレーナー®のロープを両手に持ちながら立位でのエクササイズを行うことで，手放しで立つよりも安心して立位をとることができ，また平行棒などのしっかりした支持物と違って，より下肢の筋力を発揮させることができます．

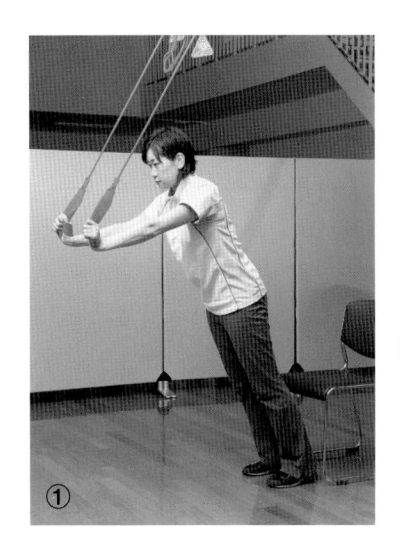

①：立ち上がり後，重心を前方に移動させ，背中から踵までが一直線になるように姿勢を 20 秒間保持します．

　重心を前方に移動させて身体を一直線にすることで，体幹筋群，殿筋群の収縮を促します．

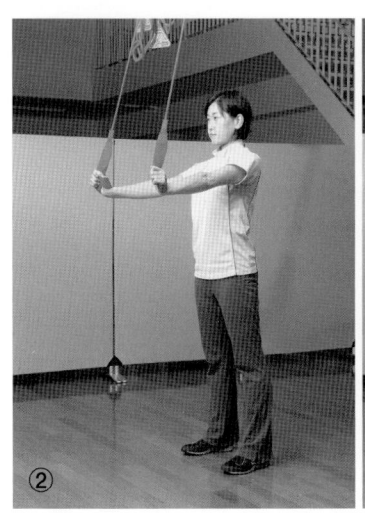

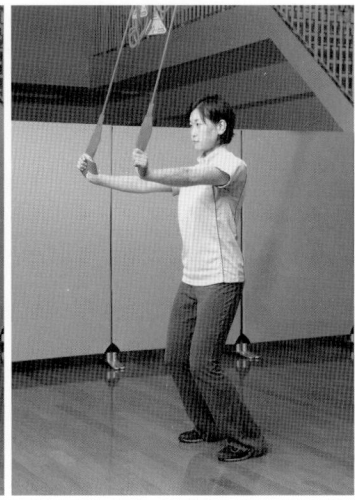

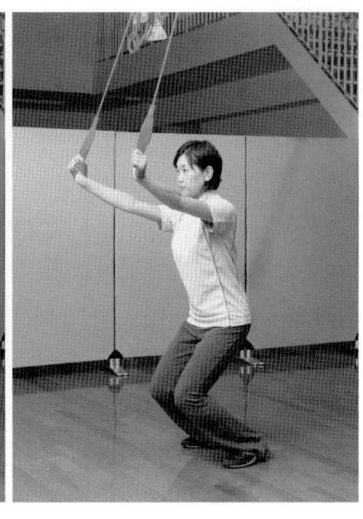

②：立位で膝の屈伸運動を行います．
　もっと深い位置まで曲げられたら，痛みのない範囲でやってみましょう．
　立位バランスのとりづらい方でも，ロープを持つことで安心感を高め，容易に膝の屈伸運動ができるようになります．
　このほかに前後左右に下肢のステップを行ったり，つま先立ちをしたり，立ち上がり動作を繰り返し行ったりと，いろいろな運動を組み合わせてやってみるのもよいでしょう．

3．バランスボードを用いたレッドコード・グループエクササイズ

　ここからは，バランスボードを用いた方法を紹介します．足もとが不安定になるため，より高いバランス能力が要求されます．

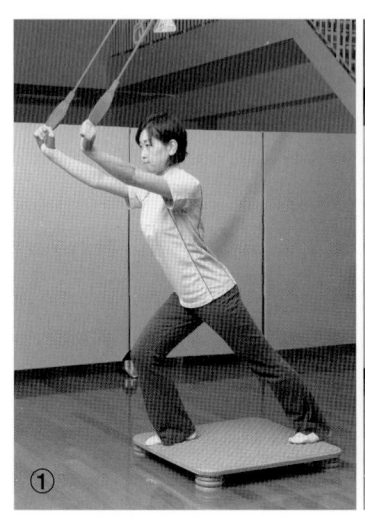

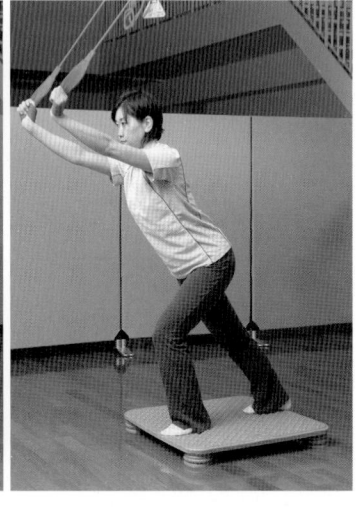

①：片方の膝を曲げて前方に出し，反対側の足は膝を伸ばして後方に下げてアキレス腱をよく伸ばします．次に足を逆にして行います．
　バランスボードを利用して上から少しはずみをつけると，アキレス腱がよりストレッチされます．

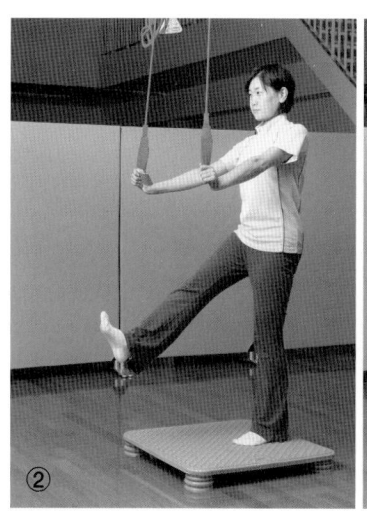

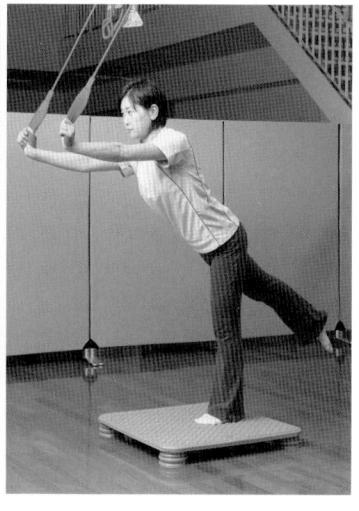

②：右足を前方に出し，空中に浮かせたままの状態で後方へ移動させます．この姿勢を 10 秒間保持します．

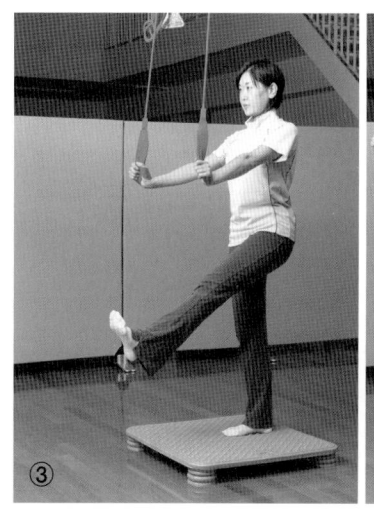

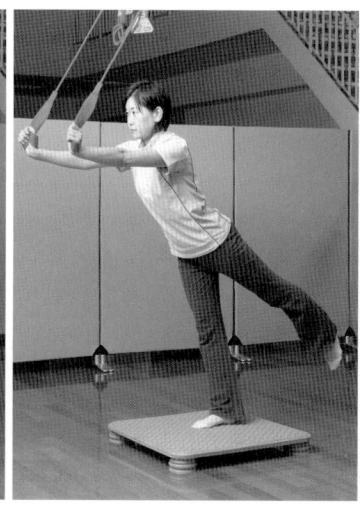

③：左足を前方に出し，空中に浮かせたままの状態で後方へ移動させます．この姿勢を 10 秒間保持します．

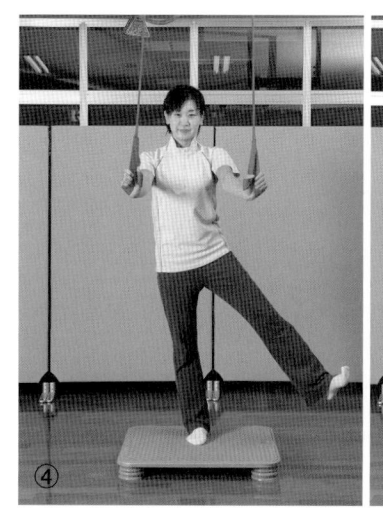

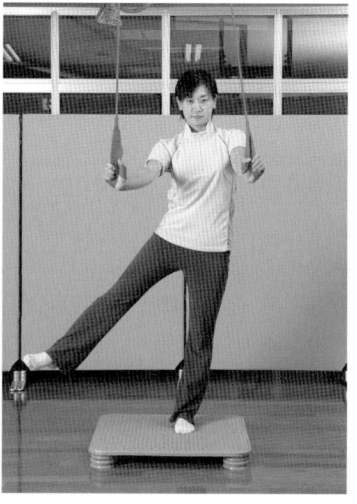

④：左足を左横に大きく開いて，10 秒間保持します．次に右足を右横に大きく開いて，10 秒間保持します．

これらは立位での股関節の運動能力と股関節周囲の筋力を強化すると同時に，片脚立ちバランス能力を高めることができます．ロープを持って行うことが，それらを容易にしています．

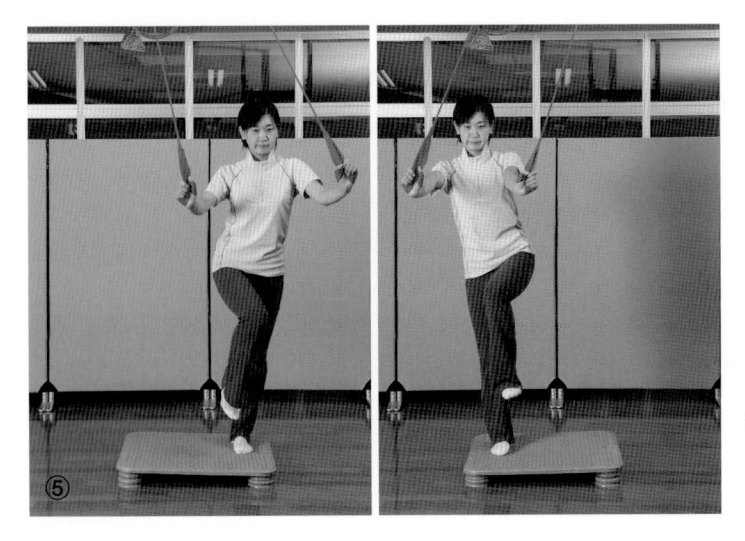

⑤：右足を膝を曲げて高く挙上します．次に，左足も同様に膝を曲げて高く挙上します．

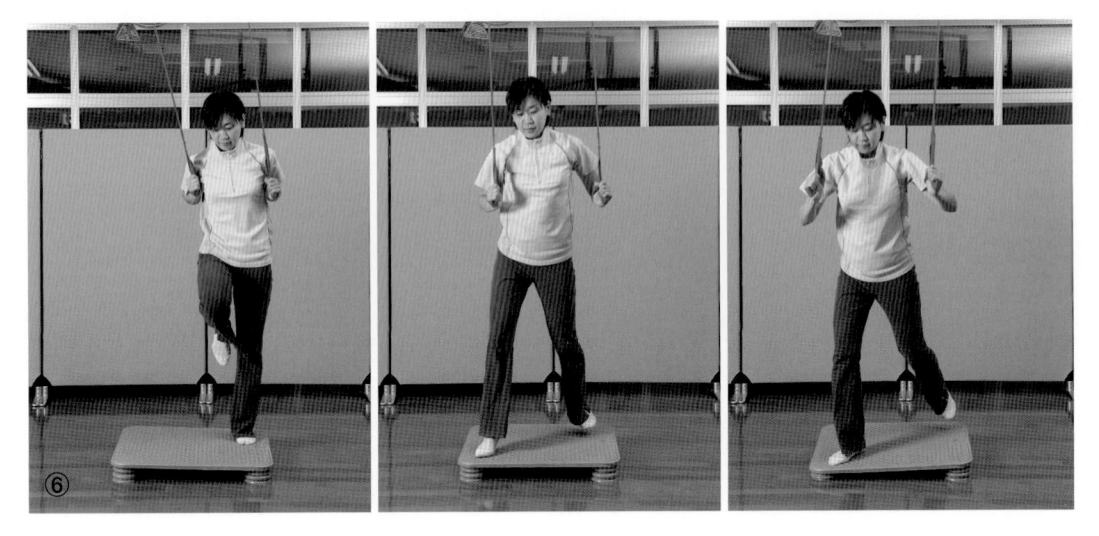

⑥：右足を上げた状態から左足で軽くジャンプします．右足で着地します．ジャンプできない場合はステップでもよいです．これを何回か繰り返しましょう．
　ロープを持つことで，ステップやジャンプなどの立位での応用動作を試したり，練習につなげていくことができ，バリエーションも増えていきます．

第Ⅵ章 健康増進のためのレッドコード・エクササイズ

1．運動をして，生活習慣病を予防する

　わが国の平均寿命は男性78.53歳，女性85.49歳であり，世界でもトップクラスの長寿国です（2005）．これに対し，健康寿命という考え方があります．これは，日常生活を大きく損ねることなく，元気で活動的に暮らせる寿命のことです．日本の健康寿命は男性71.4歳，女性75.8歳となっています（WHO，2002）．ということは，平均寿命から健康寿命を差し引いた約7〜10年間は，活動的には暮せず，人の手を借りなければならなくなるのです．定年後の第二の人生を考えたときにも，健康で過ごせる時間は意外と短いといえます．

　老化によって「骨・関節」「筋」「神経・筋機能」が低下・変性することが知られています．これは，動作の機敏性・バランス・巧緻性の低下となり，転倒のリスクを高めたり，痛みを生じさせたり，日常生活での不活動性などを引き起こすことになります．そして，これが悪循環となり，さらに身体機能の低下を引き起こすことになります．老化による筋力低下の中で，特に低下する筋は，腹筋（おなかの筋肉）と大腿四頭筋（太ももの前面の筋肉）です．背中が丸まっている高齢者をたくさん見かけることでしょう．年齢を重ねるとともに，脊柱が変性してくるからです．さらに，腹筋の筋力が低下することによって，重力に対して体幹を支えることができなくなり，体がつぶされてしまうのです．このような「円背」姿勢は，脊柱の可動域を小さくすることはもちろん，骨盤，股関節，さらには膝関節，足関節の可動域をも小さくしてしまいます．このことは，外乱に対するバランスの低下を引き起こし，転倒のリスクを増加させます．また，円背の方の歩行は膝関節が曲がった状態で行うことになり，膝を「グッ」と伸ばす力が弱くなります．すなわち，「太もも前面の筋肉」である大腿四頭筋に筋力低下が生じています．そして，関節を動かせる範囲が小さくなることは，動作の範囲を小さくすることになります．そのため，身体に入力される刺激量が減少し，神経・筋機能の低下をも引き起こすことになるでしょう．ここで挙げた一例のように，老化による身体機能の低下は，さまざまな要素が互いに絡み合い一連の機能低下を引き起こし，不活動性への悪循環を引き起こすことになるのです．ですから，この悪循環を断ち切るために，運動をして予防することが必要になるのです．

　運動が必要なのは，老化による身体機能の低下に対してだけではありません．最近，働き盛りの方の突然死の原因として，「メタボリックシンドローム」という言葉を見聞きすることが多くなりました．高血圧，高脂血症，糖尿病などの生活習慣病は，内臓に脂肪が蓄積した肥満（内臓脂肪型肥満）が原因であるといわれています．このように，内臓脂肪型肥満によって生活習慣病を引き起こしやすい状態になっていることを，メタボリックシンドロームとよびます．メタボリックシンドロームは，食事，運動，ストレスなどの生活習慣と密接な関係があります．ですから，そのうちの一つである運動をすることが，生活習慣病の予防につながることになります．生活習慣病の予防のため

には，短距離走やウェイトリフティングのような無酸素運動ではなく，ウォーキングやエアロビクスなどの有酸素運動が有効であるといわれています．

　本章では，健康増進のためのレッドコード・エクササイズを紹介します．レッドコード・エクササイズのメリットは参加者がロープを持つことで，より大きな重心移動が可能となることです．これは，年齢とともに動ける範囲が小さくなってしまっている方に対して，とても効果的です．そして，より大きく動くことができるようになると，関節をより大きく動かすことや，より多くの筋肉を働かせることが可能となります．そして，より多くの感覚刺激が入力されることになるため，神経・筋機能に対しても効果的なのです．また，日頃から運動不足の方や，肥満などによって膝に問題のある方などに対しても，ロープの位置を調節したり，エラスティックコードによって動きを介助したりすることによって，参加者個々のレベルに応じた運動を提供することができます．

　そして，運動は生活習慣として継続していくことが大事になります．運動が大切だと認識している方はたくさんいると思いますが，実際に運動を習慣的に行っている方は少ないように思います．生活習慣病を引き起こすような方は，もともと運動不足で，一人で運動しても長続きしない方が多いのではないでしょうか．ですから，音楽に合わせながら，また，号令をかけながら，グループでみんなで行うことが，運動を継続するために効果的であると思います．

　さあ，運動によって心地よい汗をかきましょう．そして，いつまでも自由が利く身体を手に入れましょう．生活の質を考えたとき，いかに長く健康でいられるかが最も重要になります．ピンピンコロリといわれるように，最後まで元気で，楽しい人生を送ることが理想ではないでしょうか．

2．健康増進グループエクササイズの一例

グループエクササイズの一例を紹介します．音楽に合わせたり，号令をかけたりしながら楽しく行いましょう．

私たちがこのエクササイズプログラムを行うときの音楽には，SMAPの"世界に一つだけの花"を用いています．曲のスピードをイメージしてもらえるとよいと思います．

初めのエクササイズは，座位もしくは立位で行います．参加者個人のレベルに合わせて，無理をせずに行いましょう．

開始肢位は**図 6-1**，**図 6-2**のようにします．注意点としては，座位の方は，なるべく背もたれから背中を離すようにしましょう．そして，座位の方も立位の方も，背筋を伸ばすようにしましょう．まるで，天井から釣り糸で引っ張られているかのように，体を伸ばしてみましょう．そうすることで，体幹の local muscle が働きやすくなります．また，重心の位置が支持基底面の中央にくるようにすることで，動きやすい状態をつくるようにしましょう．

曲の1番を座位で，2番を立位でと変化をつけるのもよいと思います．いろいろな工夫をしてみましょう．

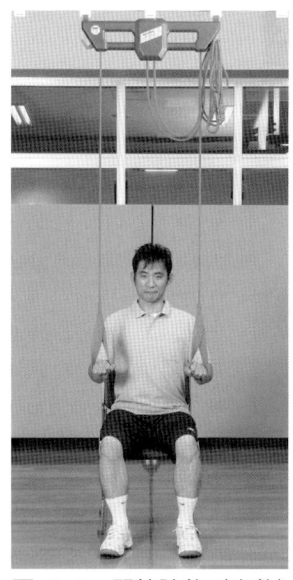

図 6-1　開始肢位（座位）

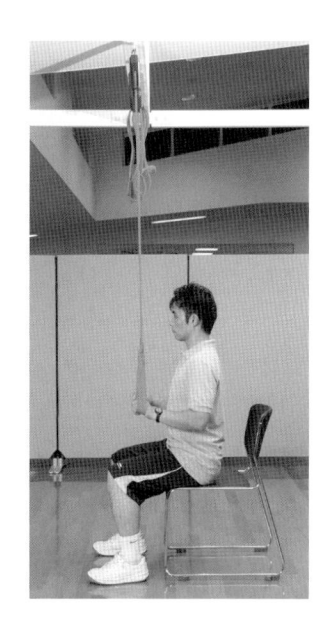

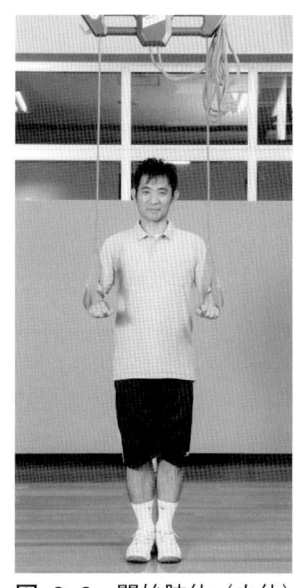

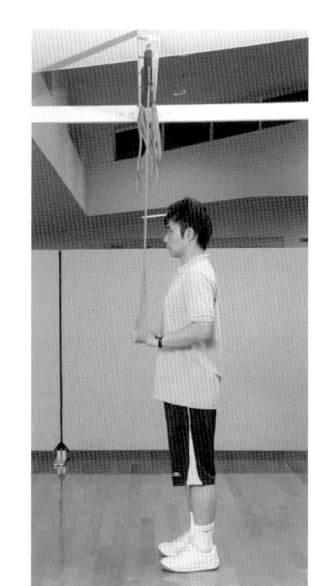

図 6-2　開始肢位（立位）

イチ　　　　　　　　　ニー　　　　　　　　　サン　　　　　　　　　シー

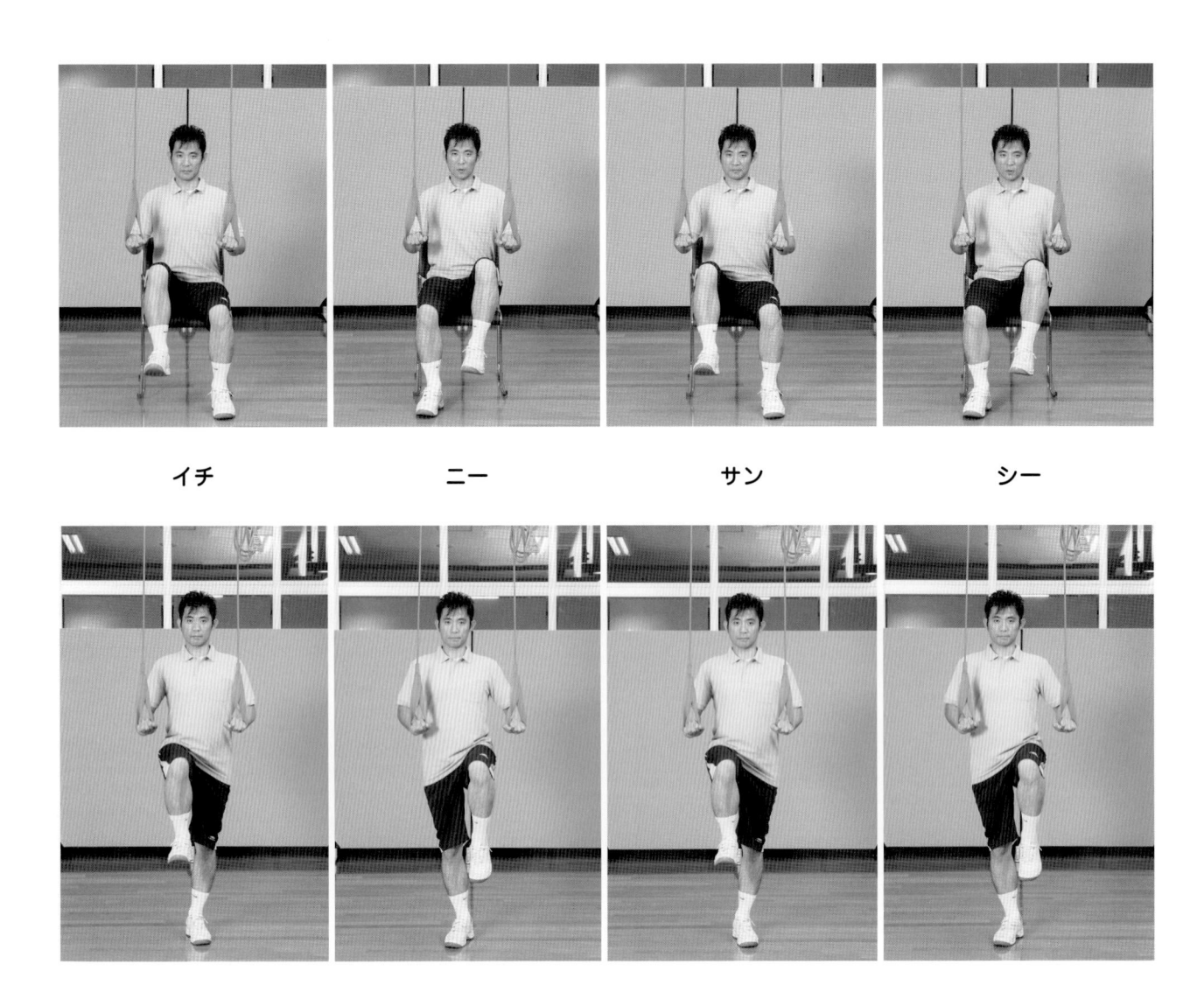

①：それでは始めます．まずは，リズムに合わせて足踏みを8回繰り返します．このとき，体幹をまっすぐにするように注意をしましょう．また，下肢を持ち上げるときに，体幹の伸展（体を後方に反らすこと）で代償しないように注意しましょう．
　座位の方は，背もたれに背中がつかないようにします．

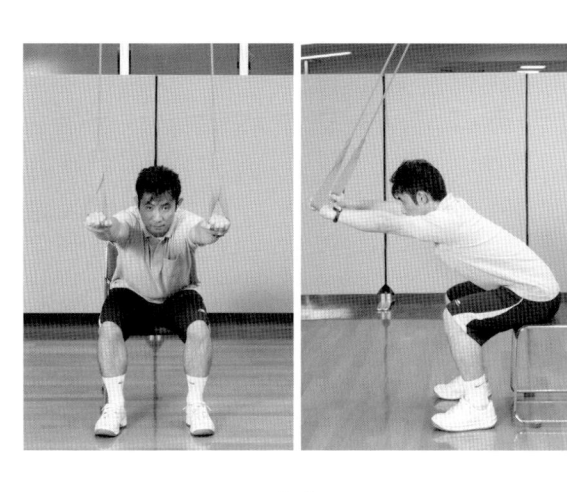

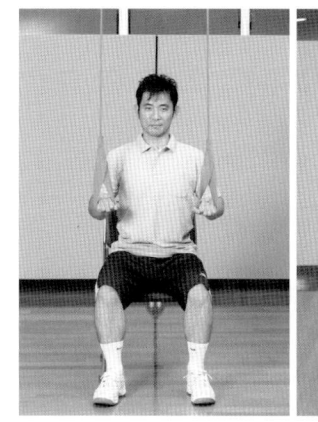

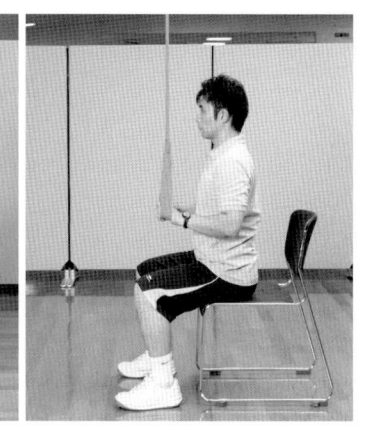

イチ・ニー　　　　　　　　　　　　　　　サン・シー

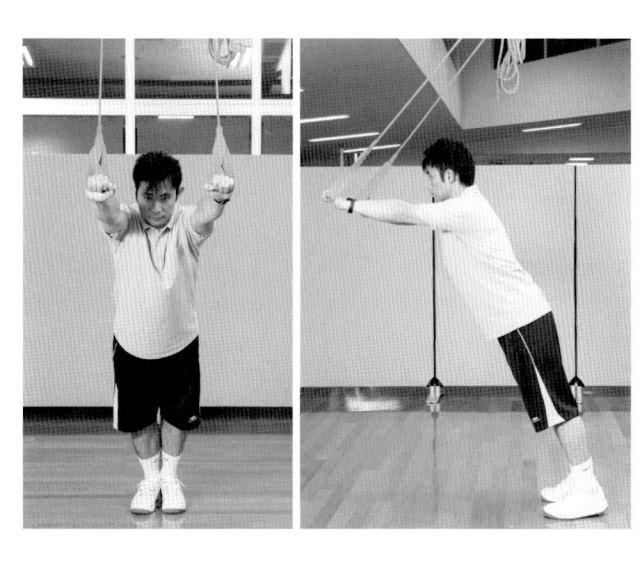

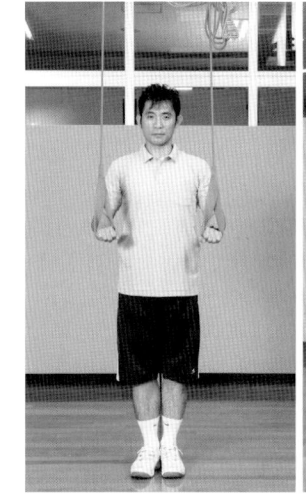

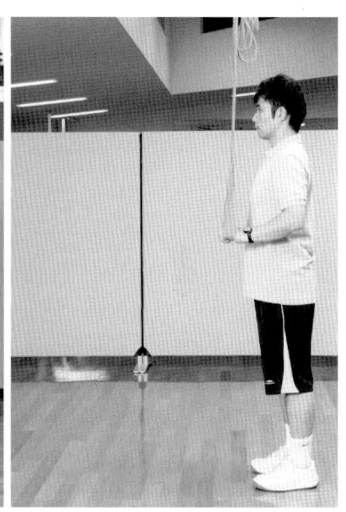

②：両手を前に伸ばして，体を前方へ倒していきます．なるべく大きく重心を移動させるようにしてください．そして，腹筋に力が入っているのを感じてください．

座位の方は，骨盤を起こして，体幹を丸めないようにしましょう．

立位の方は，体を前方に倒したときに，臀部（おしり）が後方に引けたり，前方に行き過ぎたりして，体幹と下肢とが"くの字"にならないように注意しましょう．体幹と下肢は一直線になるようにしましょう．8回繰り返します．

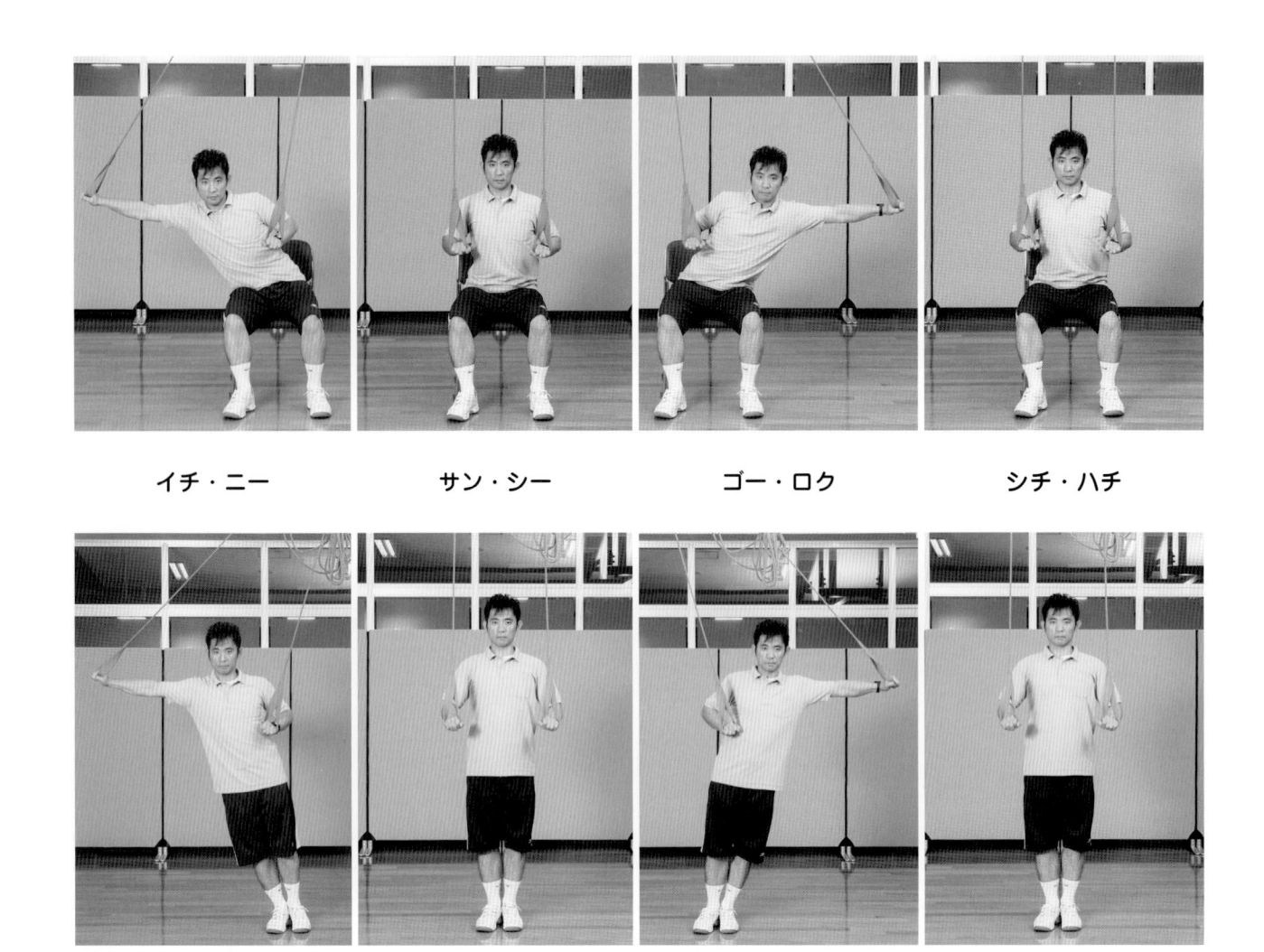

イチ・ニー　　　　　サン・シー　　　　　ゴー・ロク　　　　　シチ・ハチ

③：右手を右横に伸ばして，体を右に倒していきます．それから，正面に戻ります．次は左です．
　脇をしっかり開けて，伸ばした上肢側の体側を十分に伸ばしていきましょう．左右4回ずつ繰
　り返します．

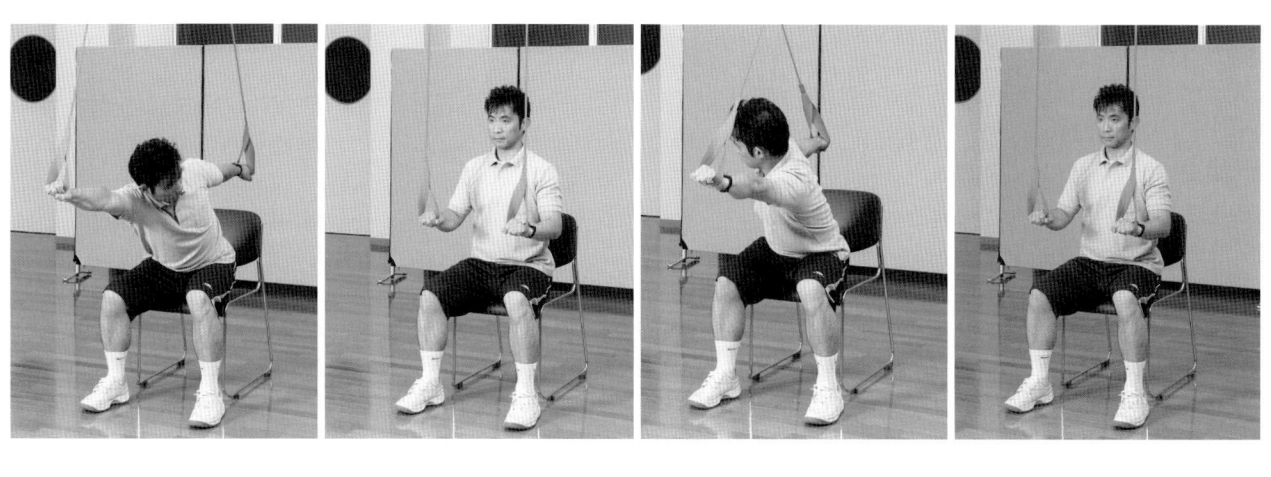

|　イチ・ニー　|　サン・シー　|　ゴー・ロク　|　シチ・ハチ　|

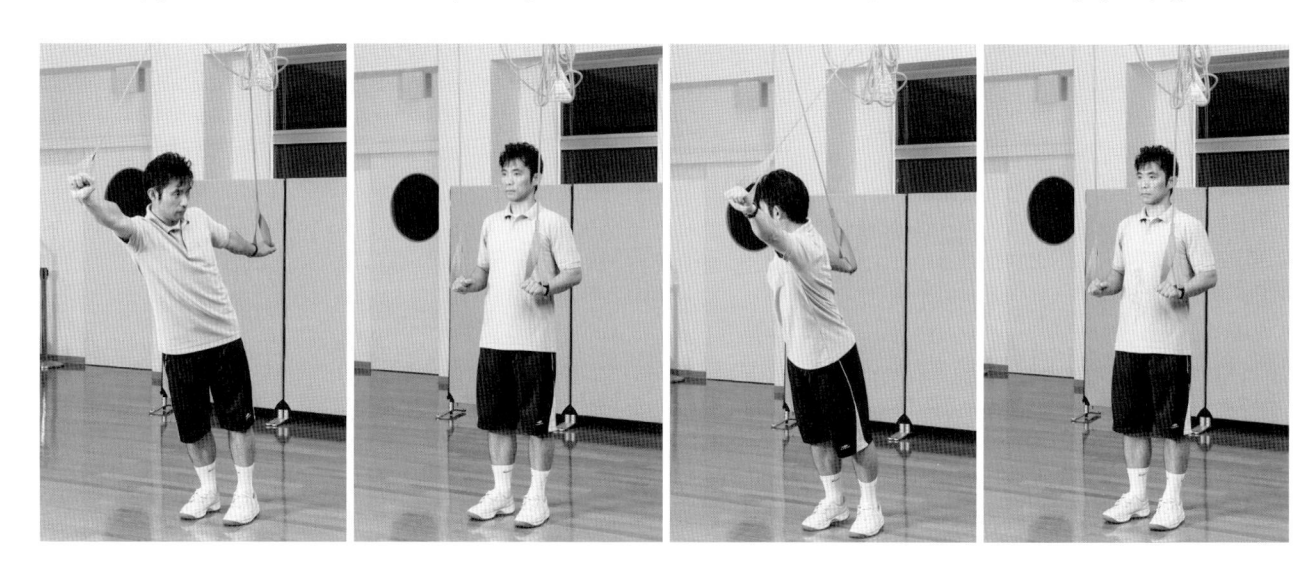

④：右手を前，左手を後ろにもっていき，体を左にねじります．このとき，体幹を前方へ倒すようにして，重心を少し前方へもっていきましょう．正面に戻ったら，次は反対にねじります．視線は体に対して正面を見るようにしましょう．左右4回ずつ繰り返します．

|イチ|ニー|サン・シー|

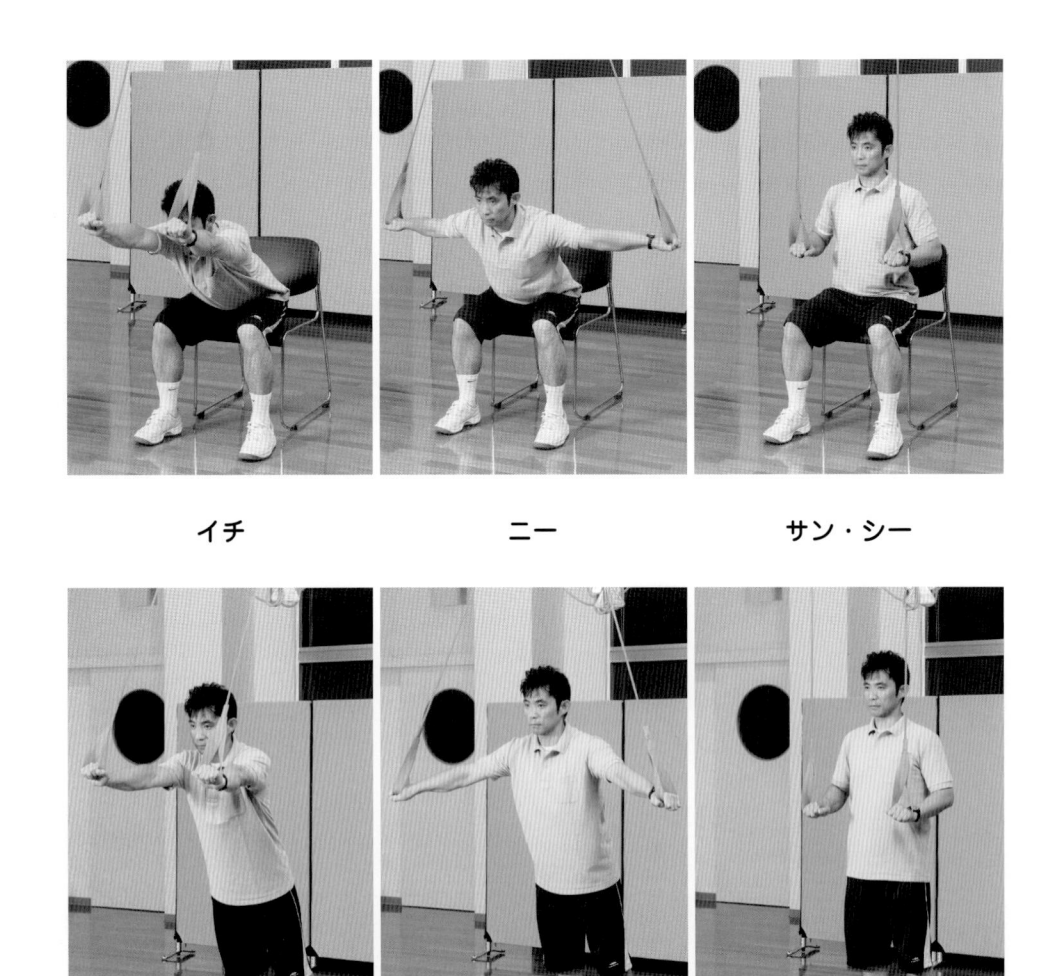

⑤：平泳ぎをするように，両手を動かします．まず，両手を前方へ伸ばしていきながら，体幹を前方に倒します．そこから，両手を左右に開いていきます．そして，体幹を起こしながら，両手を体に引きつけていきます．腕に痛みが出る場合は，体幹を前方へ倒すのを少なくしたり，手を横に広げるのを小さくしたりするなど調節して，痛みが出ない範囲で行いましょう．これを8回繰り返します．

⑥：もう一度，足踏みをしながら，呼吸を整えてください．8回繰り返します．

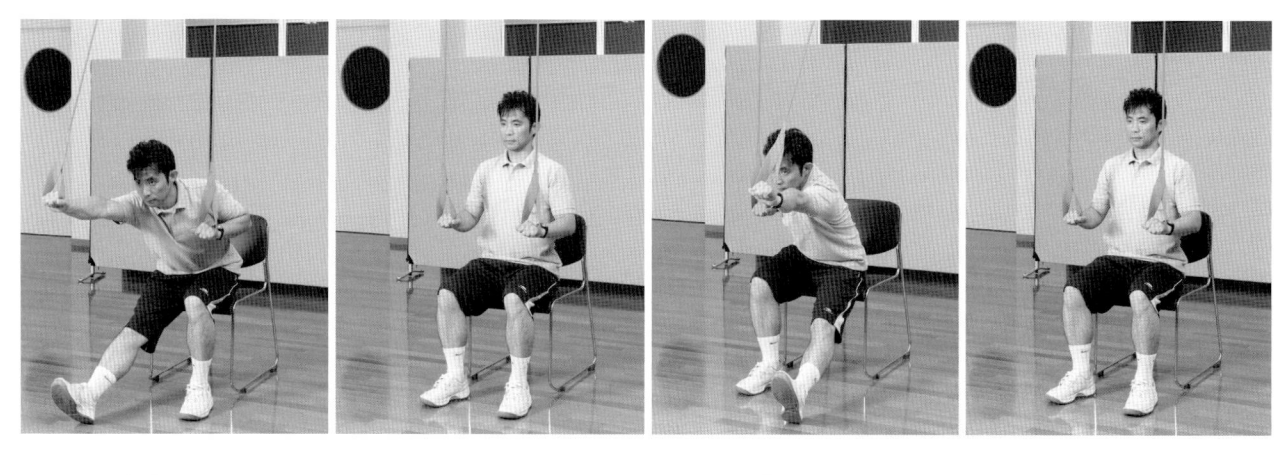

イチ・ニー　　　　　サン・シー　　　　　ゴー・ロク　　　　　シチ・ハチ

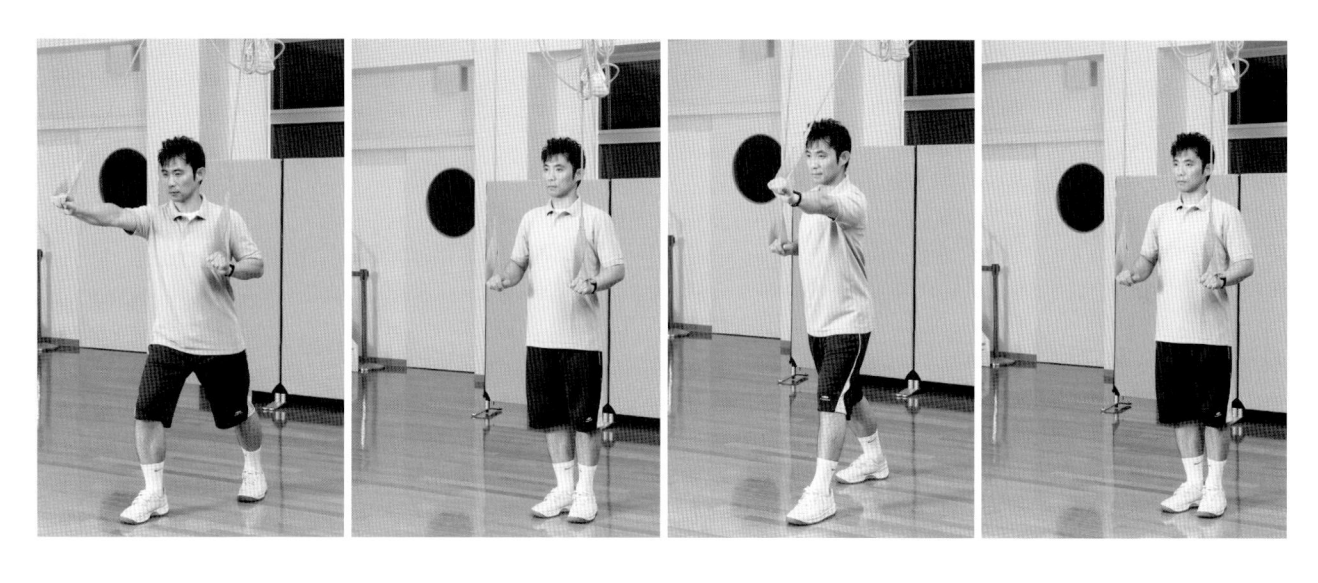

⑦：今度は，手と足を同時に動かしていきます．
　　右手と右足を同時に前へ出してから戻します．次は，左手と左足です．手と足を連動させて，リズムよく動かすことを意識しましょう．左右4回ずつ繰り返します．

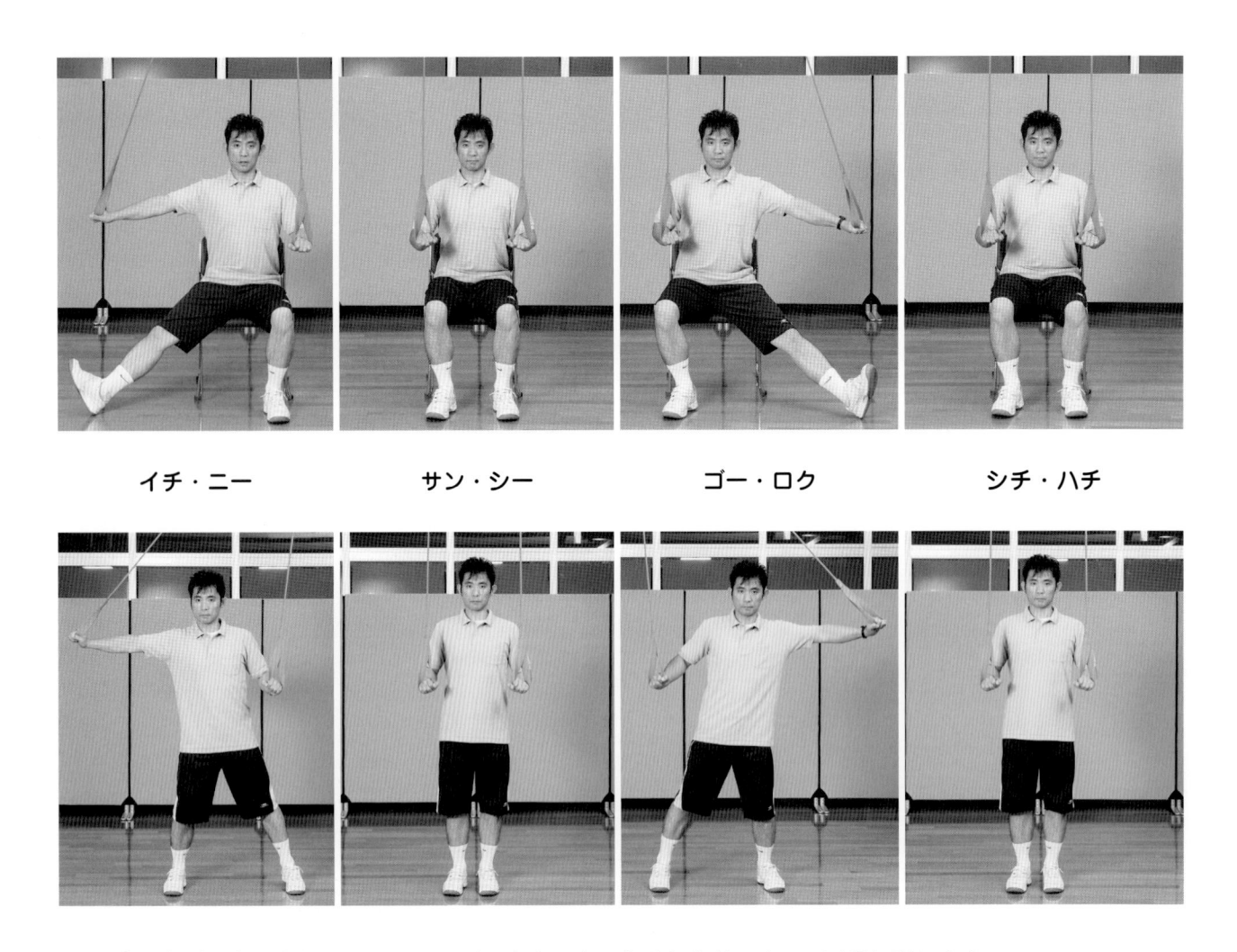

イチ・ニー　　　　サン・シー　　　　ゴー・ロク　　　　シチ・ハチ

⑧：右手と右足を横に開いてから戻します．次は左手と左足です．8回繰り返します．

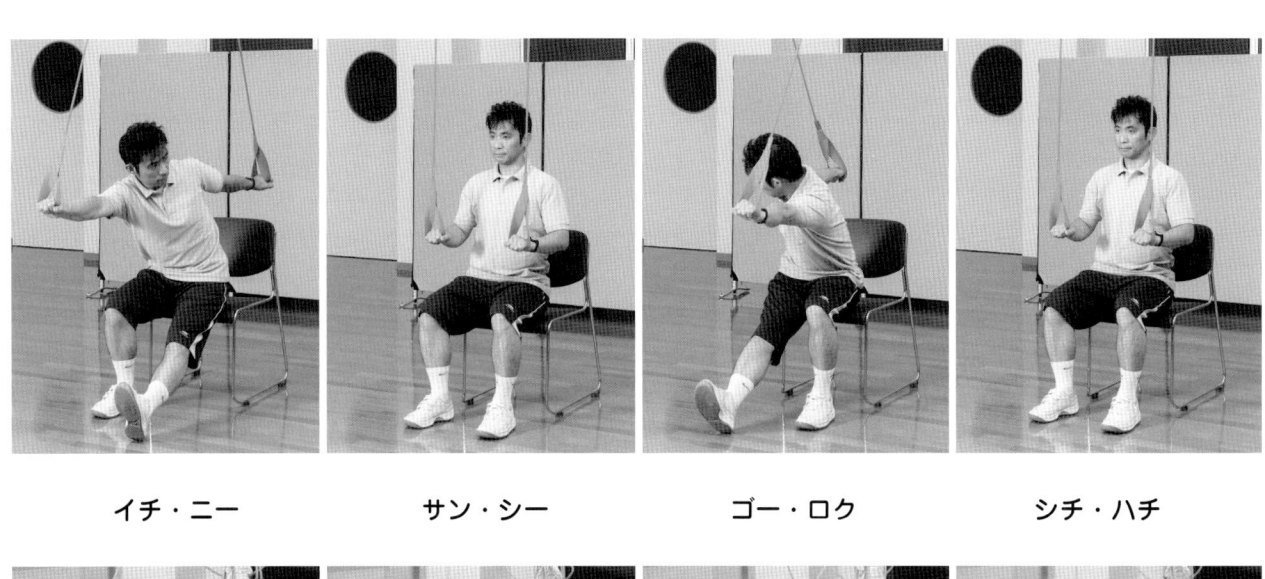

イチ・ニー　　　　サン・シー　　　　ゴー・ロク　　　　シチ・ハチ

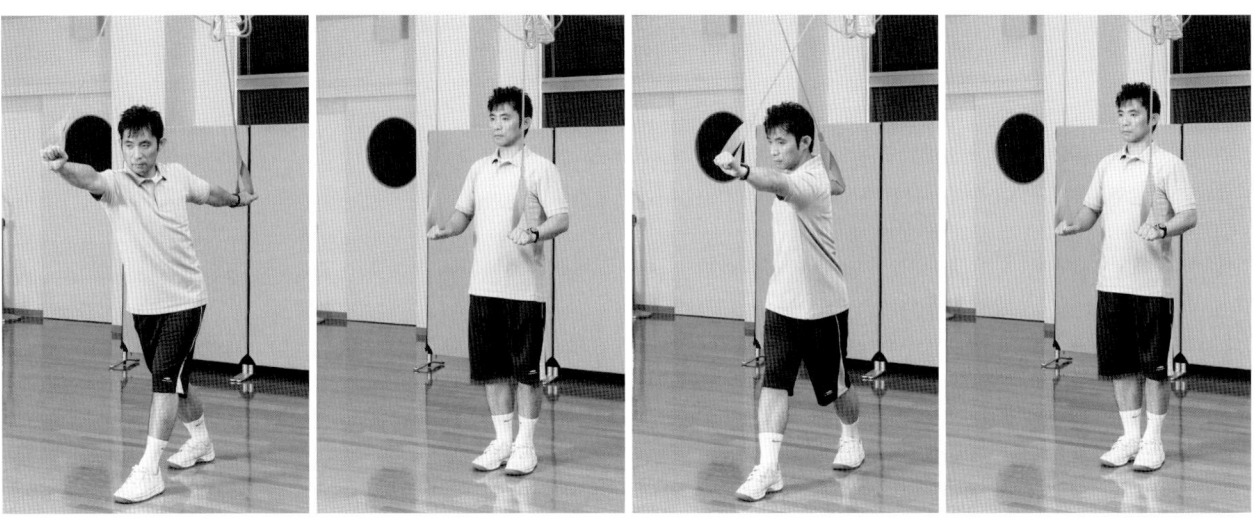

⑨：右手を前，左手を後ろにもっていきながら，同時に左足を前に出して体をねじってからもとに戻します．次に，左手を前，右手を後ろにもっていきながら，右足を前に出して体をねじってからもとに戻します．前に出した手と反対側の足を前に出して，しっかり体幹をねじりましょう．左右交互に4回ずつ繰り返します．

VI

イチ　　　　　　　　　ニー　　　　　　　　サン・シー

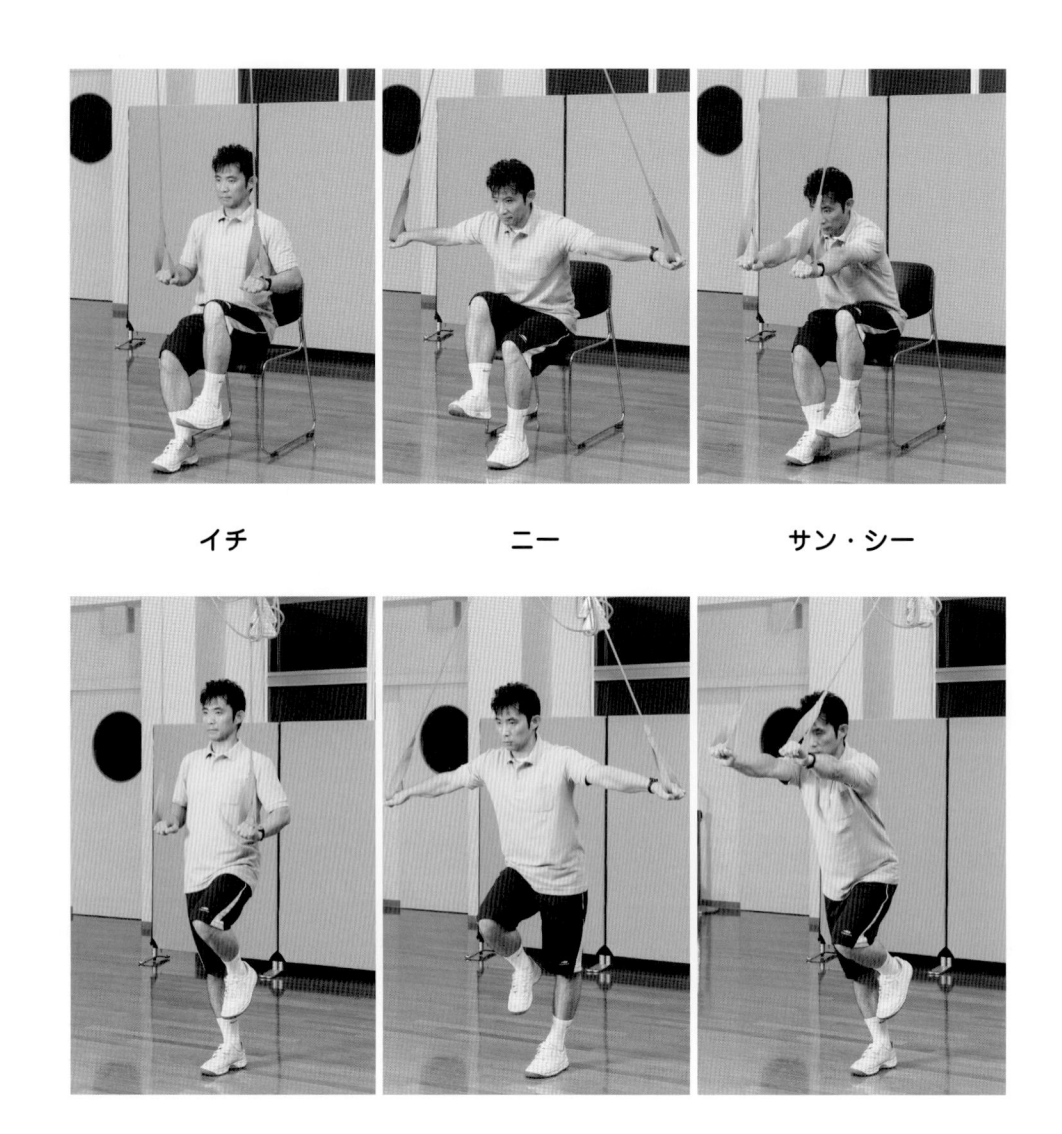

⑩：平泳ぎをするように両手を動かしながら，足踏みをします．両手を前方へ伸ばしていきながら，体幹を前方に倒します．そこから，両手を左右に開いていきます．そして，体幹を起こしながら，両手を体幹に引きつけていきます．これを，足踏みを続けながら8回繰り返します．

⑪：最後に，足踏みをしながら呼吸を整えましょう．8回繰り返します．

3．バランスボードを用いた健康増進グループエクササイズの一例

　次の一例は，立位で行います．運動負荷はかなり高くなり，膝や腰にかかる負担も大きくなります．関節に問題がある方は十分に気をつけて行ってください．無理のない範囲で楽しく行いましょう．バランスボード（図3-19，p43参照）を使用して，より不安定な状況をつくります．負荷が強すぎる方は，バランスボードを使わずに行っても結構です．

　バランスボードの上で立位をとります．背筋を伸ばすようにしましょう．そうすることで，体幹のlocal muscleが働きやすくなります．運動中はこの姿勢を維持するように心がけると，さらに効果的になるでしょう．

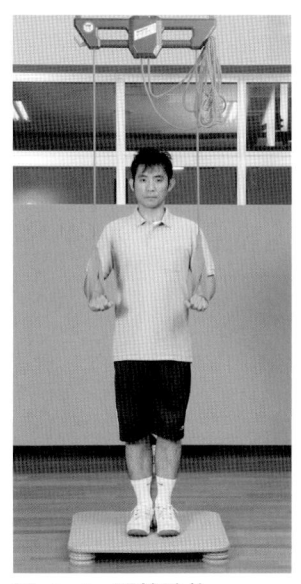

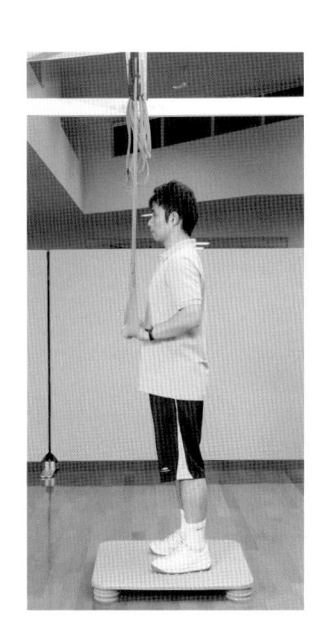

図 6-4　開始肢位

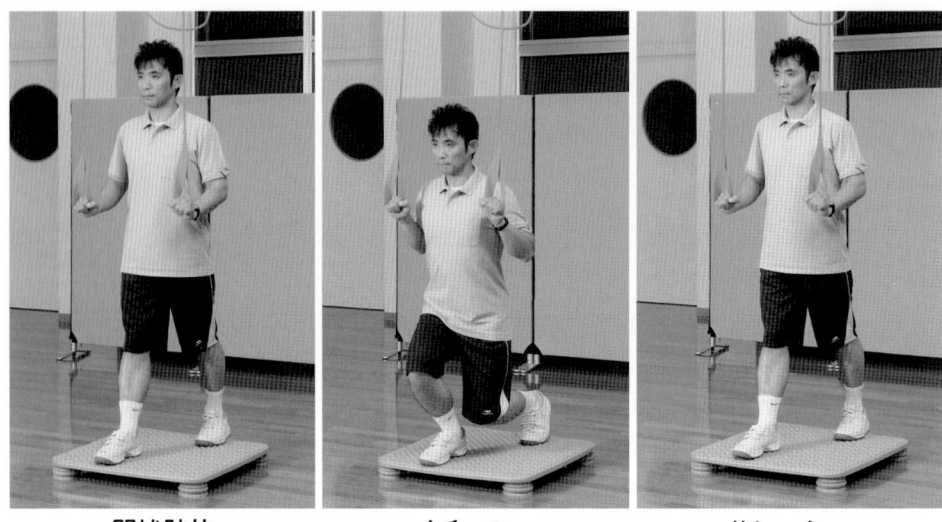

| 開始肢位 | イチ・ニー | サン・シー |

①：両手でストラップを持ちながら，右足を前，左足を後ろにして立ちます．そして，両膝を曲げてスクワットをします．膝をできるだけ深く曲げてみましょう．両手でストラップを引っ張ることで，膝への負担を調節しながら行いましょう．

膝を伸ばして，もとの姿勢に戻ります．体幹はきちんと起きていますか？　確認しながら行ってください．8回繰り返します．

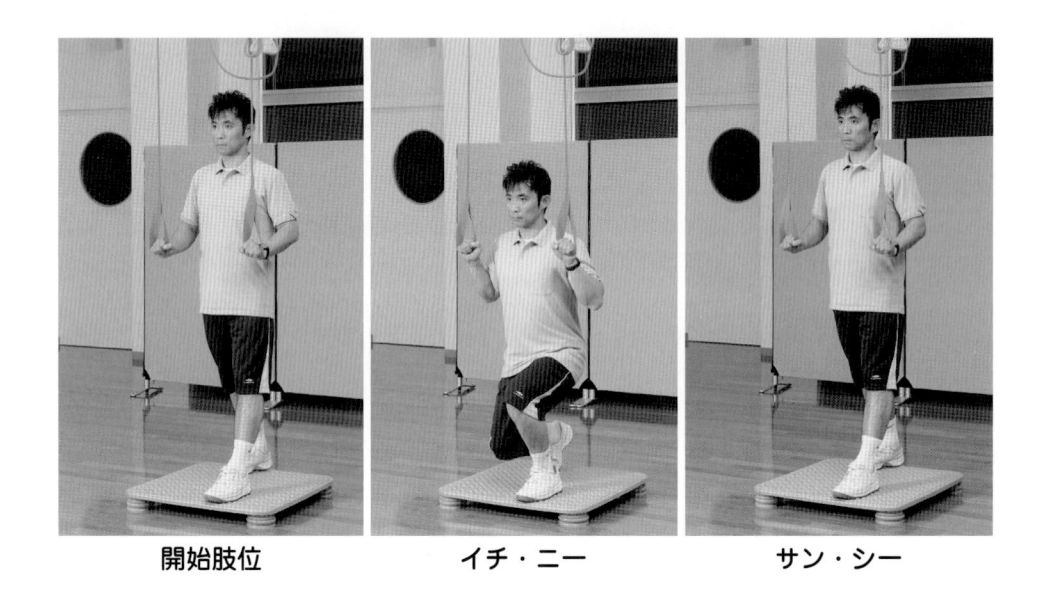

| 開始肢位 | イチ・ニー | サン・シー |

②：今度は足を反対にして，左足を前，右足を後ろにして立ちます．そこから，膝の曲げ伸ばしを行います．8回繰り返します．

イチ　　　　　　　　　ニー　　　　　　　　　サン　　　　　　　　　シー

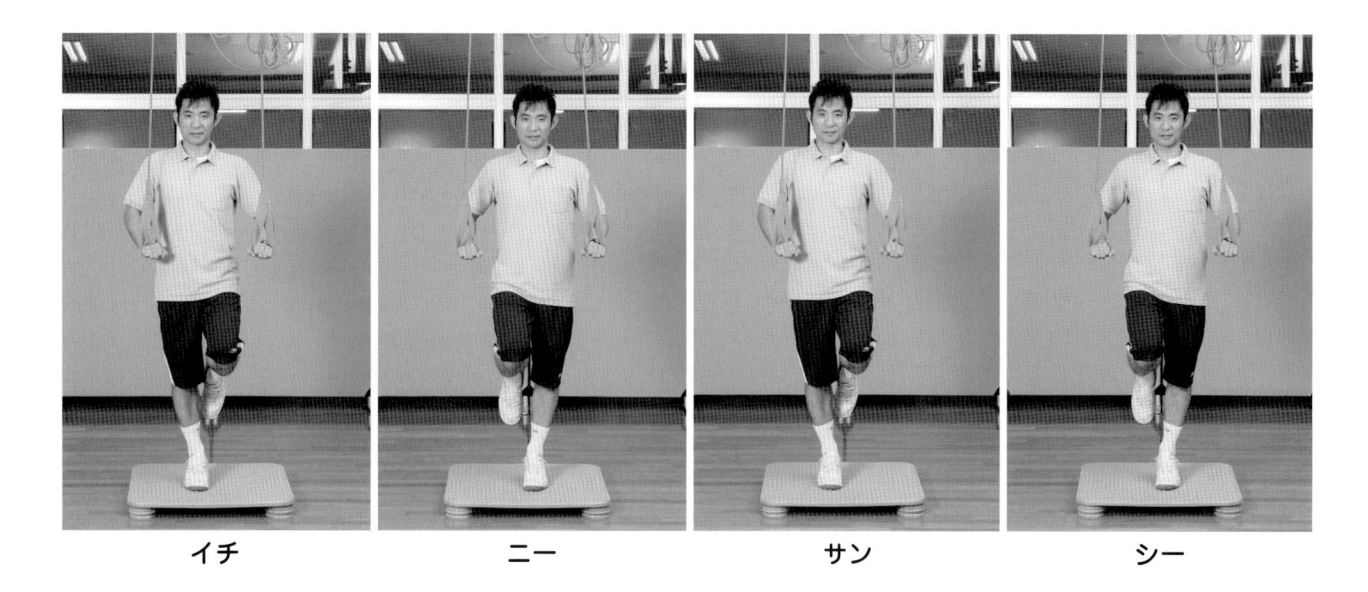

③：駆け足をします．4回繰り返します．リズムよく行いましょう．

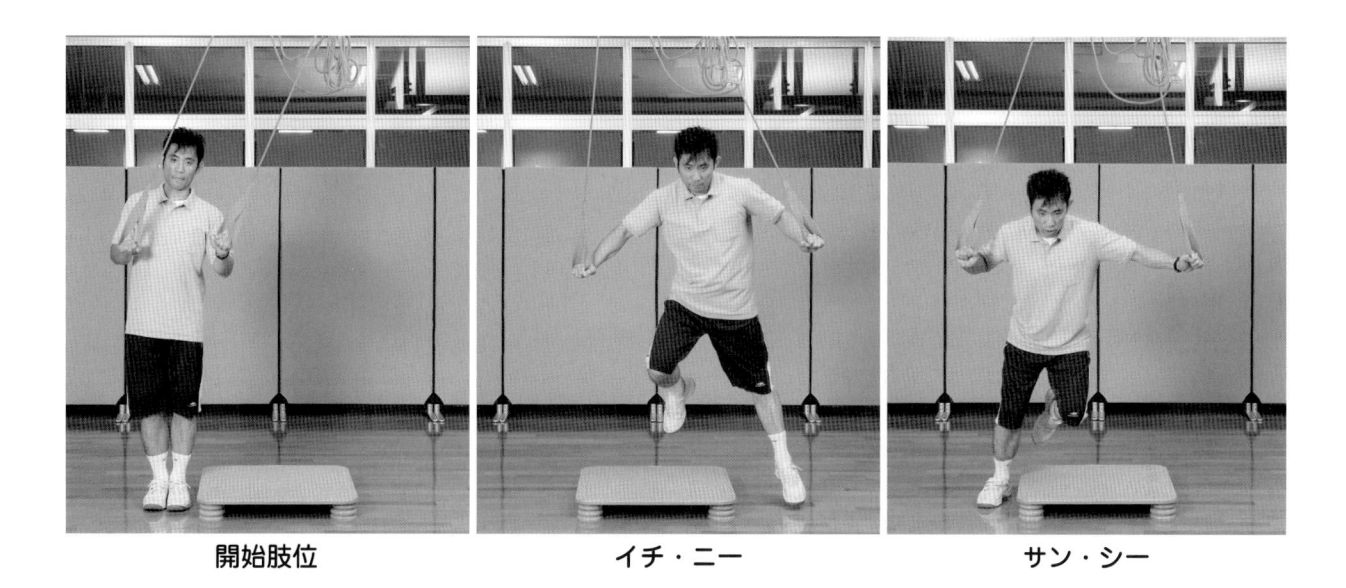

開始肢位　　　　　　　　　　イチ・ニー　　　　　　　　　　サン・シー

④：バランスボードの右側に降ります．両手でストラップを持って，体を持ち上げながら，バランスボードの左側に飛びます．そして，次に右側に飛びます．16回繰り返します．
⑤：バランスボードの上に戻って，駆け足をします．4回繰り返します．

| 開始肢位 | イチ・ニー | サン・シー |

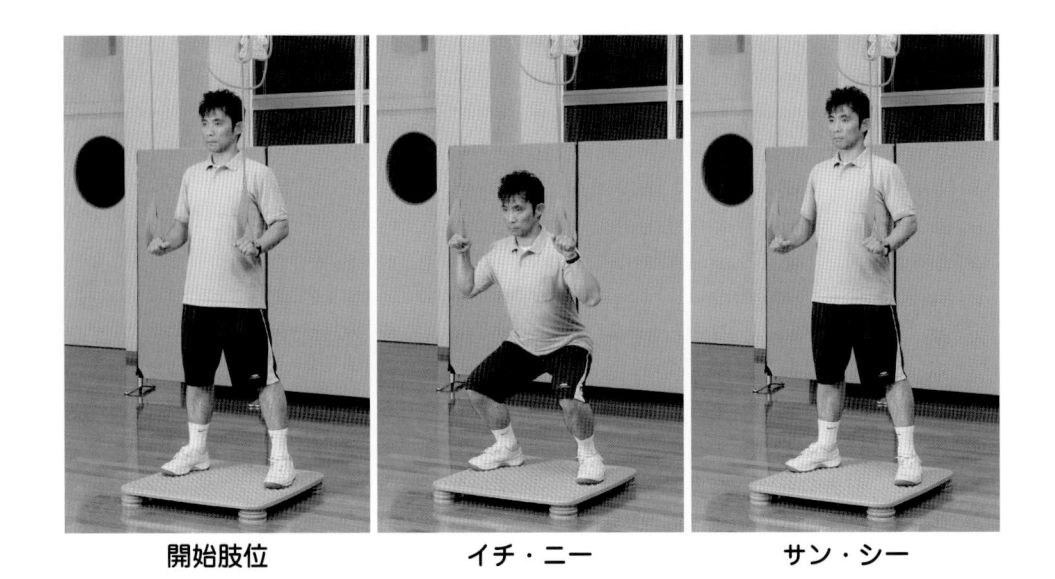

⑥：両足を肩幅くらいに開きます．両手でストラップを持ちながら，両膝を曲げてスクワットを行います．できるだけ深く曲げるようにしましょう．8回繰り返します．

⑦：駆け足をします．4回繰り返します．

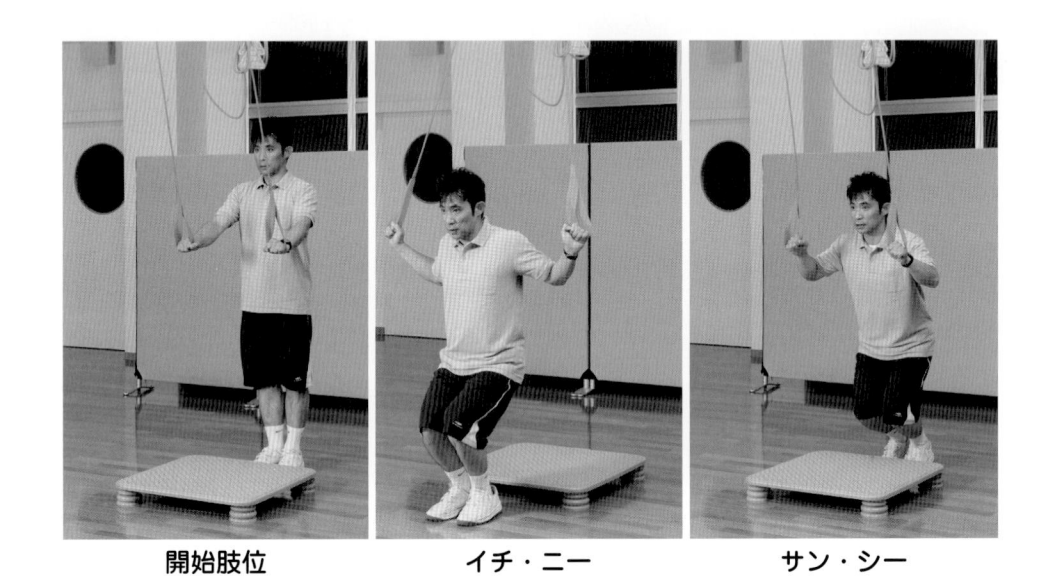

| 開始肢位 | イチ・ニー | サン・シー |

⑧：バランスボードの後ろ側に降ります．両手でストラップを引いて体を持ち上げながら，バランスボードの前側に飛びます．そして次に後方に飛びます．16回繰り返します．

⑨：駆け足をしながら，呼吸を整えます．12回繰り返します．

| イチ | ニー | サン | シー |

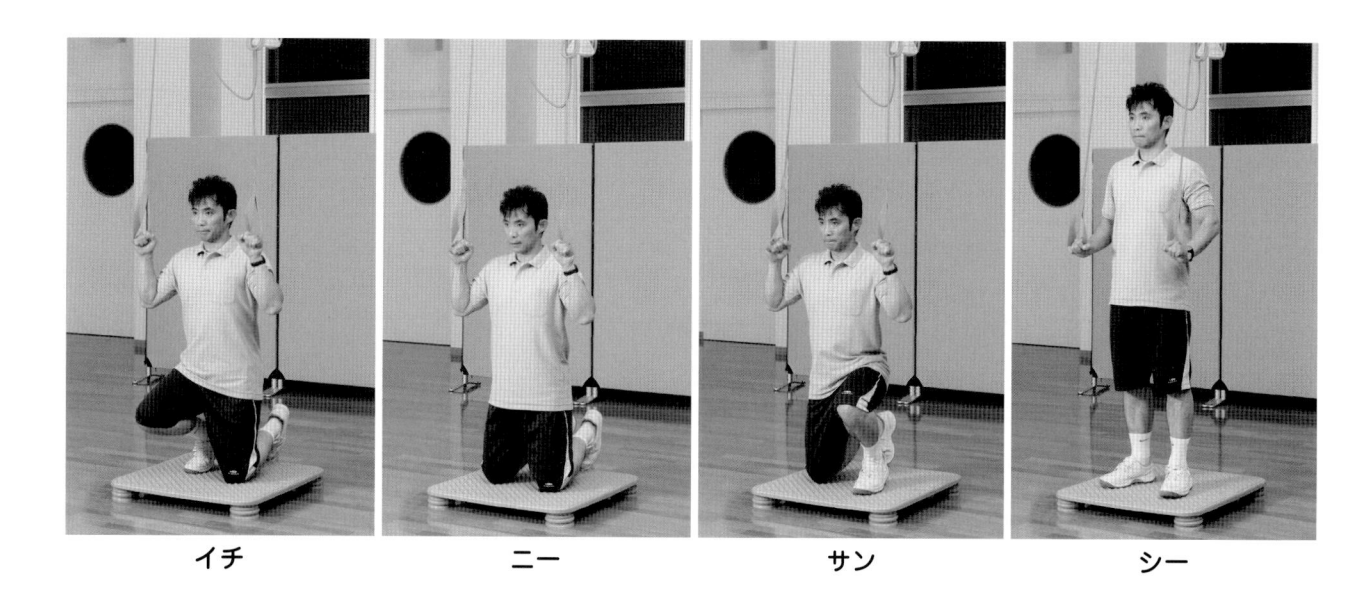

⑩：両手でストラップを持ちながら，左膝をバランスボードにつきます．次に，右膝をバランスボードにつき，両膝立ちになります．そこから左膝を立てます．最後に右膝を立てながら，立位に戻ります．

　　この動きではきつい方は，バランスボードの後ろに立ち，右足から上り下りを行うとよいでしょう．これを 16 回繰り返します．

⑪：最後に，駆け足をしながら，呼吸を整えましょう．8 回繰り返します．

　いかがでしたか？　かなりハードな運動も含まれており，運動を指導する人は，相手の状況を十分に考慮したうえで，メニューの選択をする必要があります．きっと体幹部シリンダーの活性化もみられていると思います．音楽に合わせて楽しく運動することで，運動の身近さや楽にできることを理解していただきましょう．

■ 参考文献一覧

1) 武富由雄：理学療法のルーツ―その継承と新たな創造のために．メディカルプレス，1997，pp96-97
2) Bier SK：Guthrie-Smith apparatus. *Phys Ther Rev* **28**：227-238, 1948
3) Johnson MM, Bonner CD：Sling suspension techniques, demonstrating the use of a new portable frame. Ⅰ. Introduction, definitions, equipment, and advantages. *Phys Ther* **51**：524-534, 1971
4) 服部一郎，細川忠義，和才嘉昭：筋力増強用具．リハビリテーション技術全書 第2版．医学書院，1984，pp277-283
5) 沖田幸治：スリング．理学療法 **15**：127-133, 1998
6) Hides JA, Stokes MJ, Saide M, et al：Evidence of lumbar multifidus muscle wasting ipsilateral to symptoms in patients with acute/subacute low back pain. *Spine* **19**：165-172, 1994
7) Cooper RG, St Clair Forbes W, Jayson MI：Radiographic demonstration of paraspinal muscle wasting in patients with chronic low back pain. *Br J Rheumatol* **31**：389-394, 1992
8) Tertti MO, Salminen JJ, Paajanen HE, et al：Low back pain and disk degeneration in children：a case-control MR imaging study. *Radiology* **180**：503-507, 1991
9) Lehto M, Hurme M, Alaranta H, et al：Connective tissue changes of the multifidus muscle in patients with lumbar disc herniation. An immunohistologic study of collagen types Ⅰ and Ⅲ and fibronectin. *Spine* **14**：302-309, 1989
10) Mayer TG, Vanharanta H, Gatchel RJ, et al：Comparison of CT scan muscle measurements and isokinetic trunk strength in postoperative patients. *Spine* **14**：33-36, 1989
11) Laasonen EM：Atrophy of sacrospinal muscle groups in patients with chronic, diffusely radiating lumbar back pain. *Neuroradiology* **26**：9-13, 1984
12) Rantanen J, Hurme M, Falck B, et al：The lumbar multifidus muscle five years after surgery for a lumbar intervertebral disc herniation. *Spine* **18**：568-574, 1993
13) Fitzmaurice R, Cooper RG, Freemont AJ：A histomorphometric study of erector spine muscle biopsies in patients with chronic low back pain and ankylosing spondylosis. *J Pathol* **163**：183A, 1991
14) Mattila M, Hurme M, Alaranta H, et al：The multifidus muscle in patients with lumbar disc herniation. A histochemical and morphometric analysis of intraoperative biopsies. *Spine* **11**：732-738, 1986
15) Reid S, Hazard RG, Fenwick JW：Isokinetic trunk-strength deficits in people with and without low-back pain：a comparative study with consideration of effort. *J Spinal Disord* **4**：68-72, 1991
16) Mayer TG, Smith SS, Keeley J, et al：Quantification of lumbar function. Part 2：Sagittal plane trunk strength in chronic low-back pain patients. *Spine* **10**：765-772, 1985
17) Biering-Sorensen F：Physical measurements as risk indicators for low-back trouble over a one-year period. *Spine* **9**：106-119, 1984
18) Suzuki N, Endo S：A quantitative study of trunk muscle strength and fatigability in the low-back syndrome. *Spine* **8**：69-74, 1983
19) Addison R, Schultz A：Trunk strengths in patients seeking hospitalization for chronic low-back disorders. *Spine* **5**：539-544, 1980
20) McNeill T, Warwick D, Anderson G, et al：Trunk strengths in attempted flexion, extension, and lateral bending in healthy subjects and patients with low-back disorders. *Spine* **5**：529-538, 1980
21) Bergmark A：Stability of the lumbar spine. A study in mechanical engineering. *Acta Orthop Scand Suppl* **230**：1-54, 1989
22) Vleeming A, Snijder CF, Stoeckart R, et al：3. The role of the sacroiliac joints in coupling between spine, pelvis, legs and arms. in *Anatomy and Pathophysiology*. 1997, pp53-71
23) Jull G, Richardson C, Toppenberg R, et al：Towards a measurement of active muscle control for lumbar stabilization. *Aust J Physiother* **39**：187-193, 1993
24) Cresswell AG, Oddsson L, Thorstensson A：The influence of sudden perturbations on trunk muscle activity and intra-abdominal pressure while standing. *Exp Brain Res* **98**：336-341, 1994
25) Hodges PW, Richardson CA：Contraction of the abdominal muscles associated with movement of the lower limb. *Phys Ther* **77**：132-142, 1997

26) Hodges PW, Richardson CA：Feedforward contraction of transversus abdominis is not influenced by the direction of arm movement. *Exp Brain Res* **114**：362-370, 1997
27) Hides JA, Richardson CA, Jull GA：Multifidus muscle recovery is not automatic after resolution of acute, first-episode low back pain. *Spine* **21**：2763-2769, 1996
28) O'Sullivan PB, Phyty GD, Twomey LT, et al：Evaluation of specific stabilizing exercise in the treatment of chronic low back pain with radiologic diagnosis of spondylolysis or spondylolisthesis. *Spine* **22**：2959-2967, 1997
29) Sapsford RR, Hodges PW, Richardson CA, et al：Co-activation of the abdominal and pelvic floor muscles during voluntary exercise. *Neurourol Urodyn* **20**：31-42, 2001
30) Sapsford RR, Hodges PW：Contraction of the pelvic floor muscles during abdominal maneuvers. *Arch Phys Med Rehabil* **82**：1081-1088, 2001
31) 河上啓介, 菅原 仁, 磯貝 香：体幹筋の解剖学的理解のポイント. 理学療法 **23**：1351-1360, 2006
32) 続多香子, 瀬尾喜久雄, 久保 隆：就労女性に於ける尿失禁の実態. 臨泌 **45**：483-486, 1991
33) 上田朋宏：訪問看護婦, ヘルパーに必要な尿失禁の医学知識. 訪問看護と介護 **3**：411-416, 1998
34) Consensus conference. Urinary incontinence in adults. *JAMA* **261**：2685-2690, 1989
35) 新藤信子：理学療法士による尿失禁のリハビリテーション. OTジャーナル **33**：21-25, 1999
36) 近藤厚生：尿失禁治療と理学療法. 理学療法 **16**：610-614, 1999
37) 北村 寛, 後藤義朗, 松川雅則：リハビリテーション施設における脳卒中患者の排尿状態に関する検討. 総合リハ **26**：781-784, 1998
38) 福地義之助：老年期の特徴と疫学. 老人診療マニュアル. 日医会誌 **106**：10-13, 1991
39) 夏目 修, 吉村将人, 高橋省二, 他：脳卒中患者における尿路管理に関する一考察―脳病巣と排尿自立との関連性について. 泌尿紀要 **37**：1651-1655, 1991
40) Rogers MA, Evans WJ：Changes in skeletal muscle with aging：effects of exercise training. *Exerc Sports Sci Rev* **21**：65-102, 1993
41) Lexell J, Taylor CC, Sjöström M：What is the cause of aging atrophy? Total number, size and proportion of different fiber types studied in whole vastus lateralis muscle from 15- to 83-year-old men. *J Neurol Sci* **84**：275-294, 1988
42) Astrand PO, Rodahl K：*Textbook of Work Physiology*, 2nd ed. McGraw-Hill, New York, 1986, p333
43) Hagberg JM：Effect of training in the decline of VO$_2$max with aging. *Fed Proc* **46**：1830-1833, 1987
44) Welle S, Totterman S, Thornton C：Effect of age on muscle hypertrophy induced by resistance training. *J Gerontol A Biol Sci Med Sci* **51**：270-275, 1996
45) 森谷敏夫, Devries：高齢者の体力と運動能力. 高齢者向け運動指導. (社)日本エアロビックフィットネス協会
46) Kamen G, De Luca CJ：Unusual motor unit firing behavior in older adults. *Brain Res* **482**：136-140, 1989
47) 鮫島亮子, 窪田正大, 浜田博文, 他：リハビリテーションにおける脳血管障害患者の尿失禁に関連する要因の検討. 鹿大医紀要 **9**：103-110, 1999
48) 本間之男, 高井計弘, 高橋 悟, 他：施設入所老人の尿失禁実態調査―施設類型別・調査者別検討. 日泌会誌 **83**：1294-1303, 1992
49) 戸村恵実, 佐藤和佳子, 笹本真樹子：尿失禁を有する要介護高齢者の尿意発現の特徴. 山形大学 **17**：177-188, 1999
50) 亀井智子, 島内 節, 林 正幸：在宅高齢者の尿失禁の内外的要因と看護に関する研究. 看護研究 **29**：47-59, 1996
51) 田村正枝, 小島操子, 手島 恵, 他：病院における尿失禁の発生, 増悪, 軽減に関与する要因の検討―高齢者と超高齢者の比較. 日本看護学会集録（第24回老人看護）, 日本看護協会出版会, 1993, pp27-29
52) 小谷典之, 熊本悦明, 塚本泰司, 他：痴呆老人の尿失禁と排尿障害―老人病院における実態調査. 日老会誌 **31**：690-695, 1994
53) 並河正晃：老年者尿失禁の病態と, 尿失禁を含む寝たきり廃用性症候群改善の一方法―腹臥位および, その変形諸姿勢を利用して. 日老医誌 **36**：381-388, 1999
54) 石田 暉：脳卒中片麻痺の排尿障害. 総合リハ **19**：1139-1143, 1991
55) 二木 立：脳卒中患者の障害の構造の研究；第3報. 総合リハ **11**：645-652, 1983
56) 小松浩子：尿失禁におけるQOL. *Geriatric Medicine* **34**：99-107, 1996
57) 西村かおる：排泄ケアとリハビリテーションの接点. 第11回長野県PT・OT合同研修会講演資料, 1998
58) 川平和美, 白沢彰子, 日吉俊紀, 他：脳卒中患者の排尿障害の実態とその経過について. 年齢・知能・身体能

力との関連．総合リハ **14**：853-858，1986
59) 藤島一郎：脳卒中の摂食・嚥下障害．医歯薬出版，1993
60) 藤島一郎，柴本　勇：摂食・嚥下リハビリテーション，中山書店，2004
61) 日本嚥下障害臨床研究会（監），小椋　脩，清水充子，谷本啓二，他（編）：嚥下障害の臨床．医歯薬出版，1998
62) Richardson C（著），斎藤昭彦（訳）：脊椎の分節的安定性のための運動療法—腰痛治療の科学的基礎と臨床．エンタプライス，2002
63) 中村隆一，齋藤　宏：基礎運動学．医歯薬出版，1976
64) 吉田　剛，内山　靖，熊谷真由子：喉頭位置と舌骨上筋群の筋力に関する臨床的評価指標の開発およびその信頼性と有用性．日本摂食嚥下リハ会誌 **7**：143-150，2003
65) Janda V, Frank C, Liebenson C：Evaluation of muscular imbalance. in Liebenson C（ed）：*Rehabilitation of the Spine：A Practitioner's Manual*. Lippincott Williams & Wilkins, Philadelphia, 2006, pp203-225
66) 宮下　智：スリングセラピー．細田多穂，柳澤　健（編）：理学療法ハンドブック 改訂第3版，第2巻 治療アプローチ．協同医書出版社，2000，pp620-634
67) 宮下　智：スリングセラピー．鈴木重行，黒川幸雄（編）：理学療法 MOOK 3，疼痛の理学療法．三輪書店，1999，pp141-150

おわりに

　レッドコード・エクササイズをご理解いただけたでしょうか？

　「どんなところで学んだらよいか」という質問が多くなっていますので，最後に少し説明いたします．国内でのレッドコード・エクササイズの講習会は，日本ニューラック研究会（J-Neurac）が行っています．理学療法士や作業療法士などの専門職に対する講習会は，2種類開催されています．1つ目は4日のコースで基礎的な理論・方法を学ぶ，レッドコード・ニューラック1．そしてニューラック1を修了した人に行われるレッドコード・ニューラック2があります．

　2008年の時点では，レッドコード・ニューラック1を開催できる国際インストラクターは国内に17名います．またレッドコード・ニューラック2を担当できる国際インストラクターは1名です．理学療法士および作業療法士に対する講習会の開催は，日本ニューラック研究会のホームページで確認してください．

　また介護職を対象とするレッドコード・スペシャルケアという1日のコースを開催しています．今までは不定期な開催でしたが，定期的な開催を目指して準備をしています．いずれのコースも修了後には，ノルウェーからの修了証を発行しています．興味のある方は是非，ご参加ください．またノルウェーでは，2008年からスポーツインストラクターコースを始めています．近い将来，私たちもスポーツインストラクターにも講習会を開けると思っています．

　レッドコード・ニューラックは，治療者や指導者の創造性によって限りなく広がっていくツールであると考えます．講習会を開き，受講していただいた人と意見交換をする中に，新しい発想や効果を共有することができます．高齢社会という大きな問題に対して，ひとりでも多くの方々が充実したゆとりある生活を送っていただくためにも，われわれは更に努力していくつもりです．

　どうぞ，目の前の悩みのある方々に対して，あなたの創造性を基に目的と目標を提示し，具体的なトレーニングを指導していただければ幸いです．

2009年4月

宮下　智

レッドコード・グループエクササイズ
─スリング・エクササイズ・セラピーからレッドコード・
　エクササイズへ

発　行	2009年5月10日　第1版第1刷
	2016年6月10日　第1版第4刷Ⓒ
編　集	宮下　智
発行者	青山　智
発行所	株式会社 三輪書店
	〒113-0033　東京都文京区本郷 6-17-9　本郷綱ビル
	☎ 03-3816-7796　FAX 03-3816-7756
	http://www.miwapubl.com
印刷所	三報社印刷 株式会社

本書の無断複写・複製・転載は，著作権・出版権の侵害となることがありますのでご注意ください．

ISBN 978-4-89590-329-5　C 3047

JCOPY ＜(社)出版者著作権管理機構 委託出版物＞

本書の無断複製は著作権法上での例外を除き禁じられています．複製される場合は，そのつど事前に，(社)出版者著作権管理機構（電話 03-3513-6969，FAX 03-3513-6979，e-mail: info@jcopy.or.jp）の許諾を得てください．